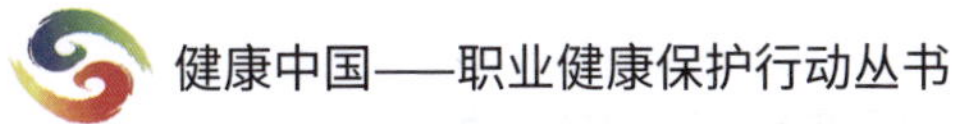

RUHE YUFANG CHENFEIBING

如何预防尘肺病

佟瑞鹏　编

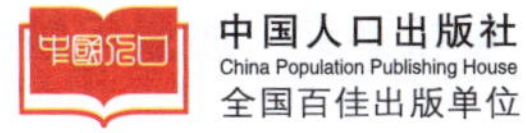

社组织专家编写、出版“健康中国——职业健康保护行动丛书”，为推进全民健康贡献出版人的力量。

中国人口出版社

2020年4月9日

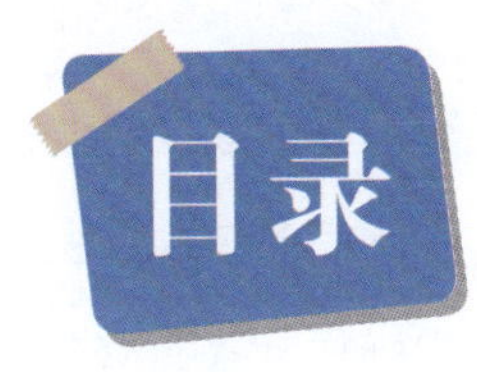

目录

第六章

第一章

接触粉尘的职业危害

第一节　生产性粉尘

粉尘是指悬浮于空气中的固体微粒，如常说的灰尘、尘埃、烟尘、矿尘、砂尘、粉末等。在生产过程中产生的粉尘即为生产性粉尘，它是一种能较长时间悬浮于空气中的固体颗粒物，是污染作业环境、损害劳动者健康的重要职业性有害因素。

第二节　生产性粉尘的分类

在生产过程中会产生很多可较长时间悬浮于空气中的颗粒物，不同的粉尘颗粒物会引起不同的身体损害。所以应当正确地对粉尘进行分类，以便针对不同的粉尘颗粒物采取不同的防治措施。

根据粉尘的性质可分为无机性粉尘、有机性粉尘和合成材料粉尘。又可对上述三种粉尘进一步分类，如无机性粉尘可分为金属性粉尘：铝、铁、铅、锰等金属及其化合物粉尘；非金属矿物粉尘：石英、石棉、滑石、煤等；人工无机粉尘：水泥、纤维玻璃、金刚砂等。有机性粉尘可分为植物性粉尘：木尘、烟草、棉、麻、谷物等；动物性粉尘：畜毛、羽毛、角粉、骨质等粉尘。合成材料粉尘的产生体现了较为明显的行业性，主要见于含有塑料生产、加工等过程的行业中，粉尘的来源为高分子聚合物、填料、增塑剂、稳定剂等添加剂。

根据不同的生产工序产生的粉尘可分为一次性粉尘（由粉尘源直接排出的烟尘）、二次性粉尘（经一次收集未能全部排除而散发的烟尘）。

根据粉尘的物理性质分为吸湿性粉尘和非吸湿性粉尘、可燃尘和不燃尘、爆炸性粉尘和非爆炸性粉尘、可溶性粉尘和不溶性粉尘等。

按粉尘对人体危害的机制进行分类，可将其分为矽尘、石棉尘、放射性粉尘、有毒粉尘、一般无毒粉尘。

第三节　易产生粉尘的场所

在工作场所中，煤尘、矽尘及石棉尘是危害较为严重的几类粉尘，其分布的劳动场所多种多样。

从行业、企业分布来看，煤尘危害主要分布在煤矿、选煤厂、煤炭运输企业、煤码头、燃煤电厂等行业或企业中。在相关煤矿企业中，掘进机司机操作位的煤尘浓度最高，采煤机司机操作位的煤尘浓度其次，转载机司机操作位的煤尘浓度排第三，中央水泵房的浓度最低。选煤厂工作岗位中，袋式输送机头、袋式输送机尾的粉尘浓度排前两位。煤码头的工作岗位中，未喷水的皮带机旁、堆场、皮带倒料槽除铁器旁的煤尘浓度排名前三位。燃煤电厂中，给煤机、袋式输送机、破碎机旁的煤尘浓度排名前三位（图 1–1）。

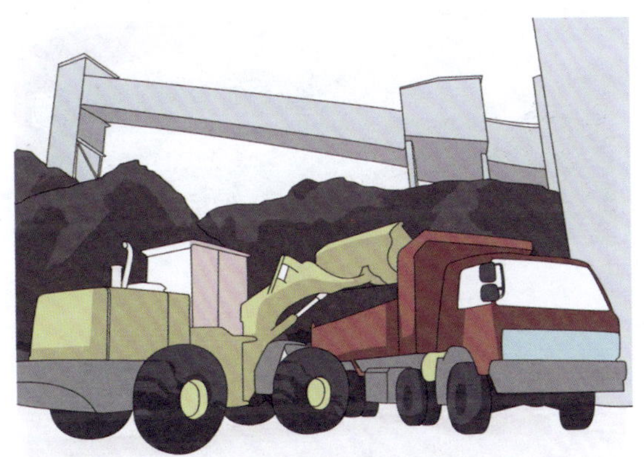

图 1–1　煤矿

从行业、企业分布来看，矽尘危害主要存在于有色金属矿和黑色金属矿开采、有色和黑色金属冶炼、各类建材生产的行业及企业中。从工作岗位及工作场所来看，矽尘危害主要存在于有色金属矿、铁矿等矿山的采掘、爆破、装卸、运输、破碎、筛选、碾磨等工作场所中；石英粉厂、玻璃厂、耐火材料厂、建材厂等生产中的原料破碎、碾磨、筛选、拌料等加工场所中；有色金属和黑色金属的冶炼工作场所中（图 1–2）。

从行业、企业分布来看，石棉粉尘主要分布于石棉矿和石棉制品相关的行业或企业中（图 1–3）。

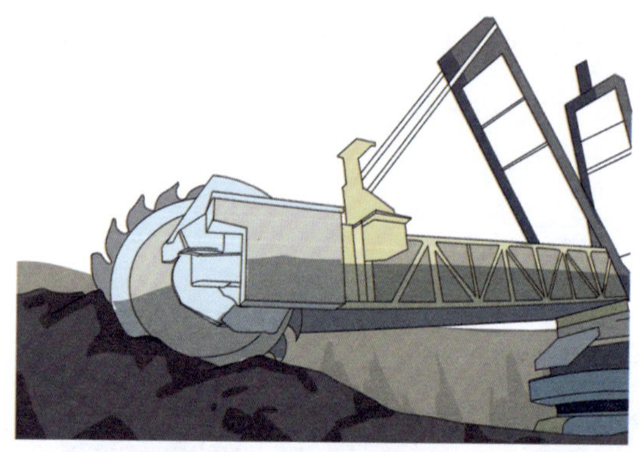

图 1–2　金属矿

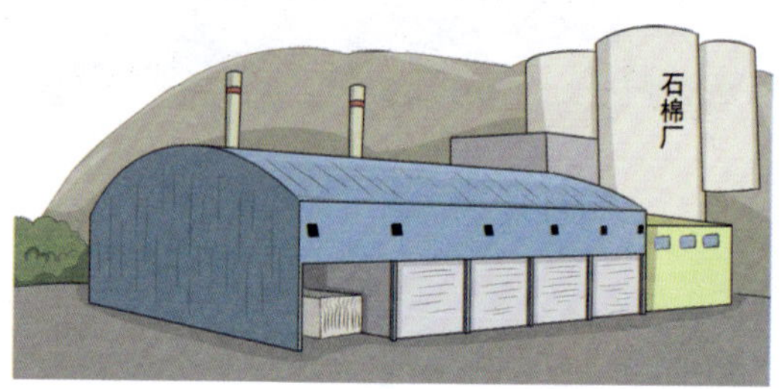

图 1–3　石棉厂

第四节　粉尘进入人体的途径

粉尘进入人体的途径有很多，大致可分为由呼吸道吸入、由皮肤或黏膜或皮损伤口侵入、由消化道侵入等。

粉尘经由呼吸道侵入是最为主要的人体暴露途径。粉尘被吸入呼吸道后，其进入过程大体可分为三个阶段，进入上呼吸道、进入下呼吸道和进入肺泡。粉尘进入上呼吸道后，由于呼吸道的生理解剖结构及气流、黏液等影响，大部分粒径大于 10 微米的粉尘会被清除掉，其他粉尘则进入下呼吸道。在进入下呼吸道后，由于支气管的逐级分支及气流流速减缓，大部分粒径为 2~10 微米的粉尘被黏附，并伴随咳嗽被咳出体外。剩余的粉尘继续进入肺泡中，之后一部分随呼气呼出，一部分被吞噬细胞吞噬，最后一部分则留于体内（图 1–4）。

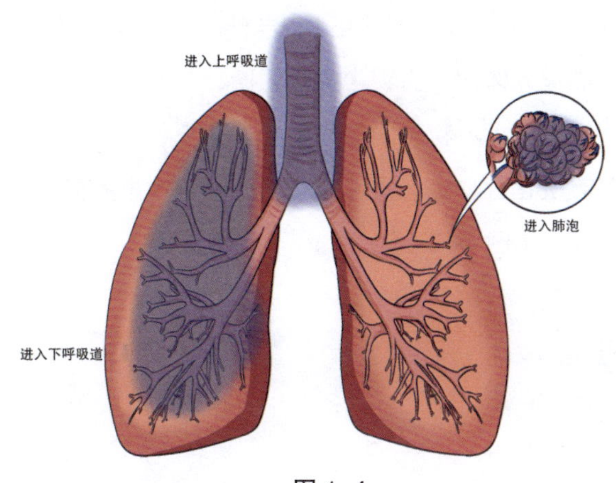

图 1–4

由皮肤和黏膜侵入人体的粉尘大体可分为三种情况：

（1）暴露于具有放射性粉尘的环境下

具有放射性的粉尘进入人体的情况多存在于从事 X 射线操作及其他放射性工作中，尤其在生病等抵抗力低的情况下，此种暴露的危害增强［图 1–5（1）］。

图 1–5（1）

（2）粉尘溶解于皮肤汗液中

正常情况下皮肤对外来粉尘具有屏障作用，粉尘颗粒很难通过完整的皮肤进入体内，当粉尘接触眼睛、皮肤等部位时，被汗液溶解或黏附在皮肤上，粉尘内含有的一些化合物，如苯胺、三硝基甲苯、金属有机化合物等可通过完整皮肤被吸收进入血液而引起中毒，或导致疾病［图 1–5（2）］。

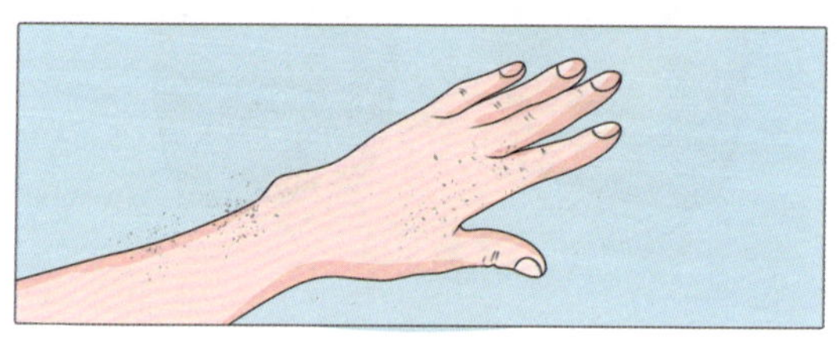

图 1–5（2）

（3）粉尘由破损的皮肤处进入人体

当粉尘由破损伤口侵入人体后，粉尘会作为异物被机体巨噬细胞吞噬，而后诱发炎症反应，所以，在身体有破损伤口并暴露于空气中时，应当做好伤口与粉尘的隔离措施，或在有条件的情况下暂停粉尘环境中的工作［图 1–5（3）］。

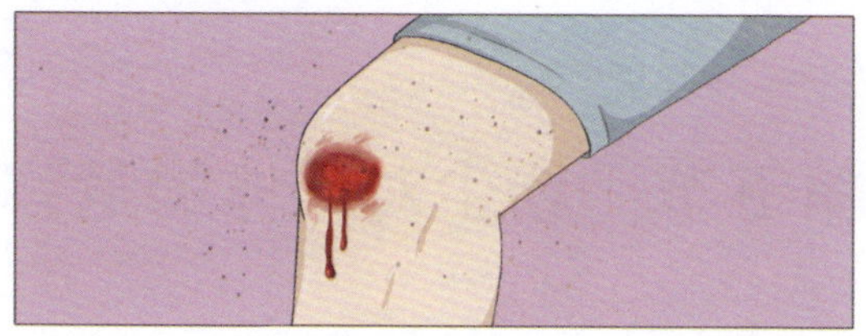

图 1–5（3）

粉尘由消化道侵入的情况并不多见，经此种方式侵入人体的主要原因是个人的不良卫生习惯，如食用被毒物污染过的食品或接尘后未经洗手便进食等，均可能造成粉尘经消化道侵入人体（图 1–6）。

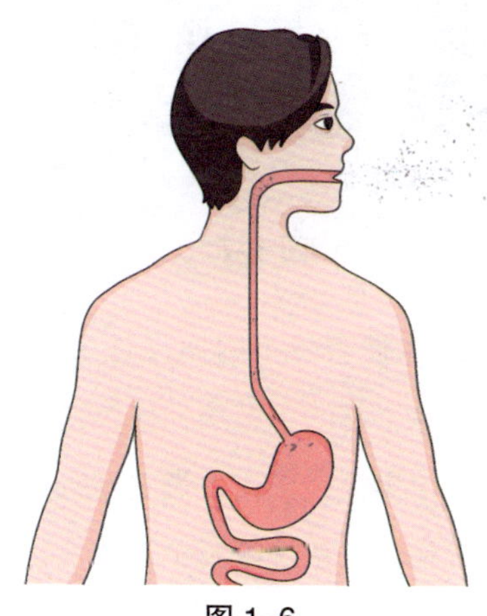

图 1–6

第五节　粉尘对人体的危害

粉尘的种类繁多、理化性质不同，可对身体的不同组织及系统造成各种各样的损害，其中影响最广泛、最严重的损害为尘肺病，我国目前因粉尘引起的尘肺病患者的数量可占到总职业病患病人数的 90%左右（图 1–7）。

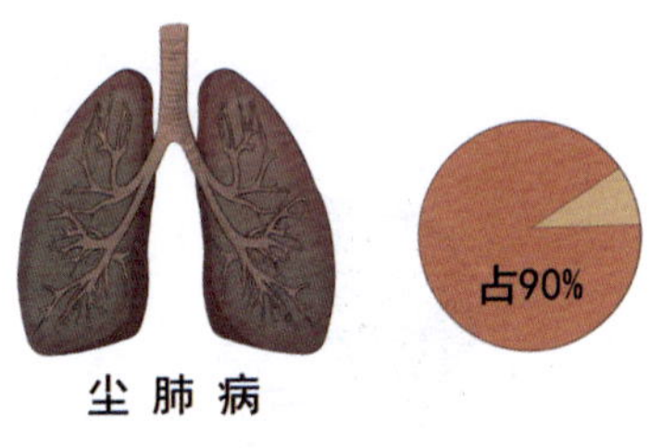

图 1–7

根据粉尘引起人体损害的不同病理性质，其危害可分为由矽尘、煤尘、硅酸盐尘等引起的尘肺病损伤；由铅、锰、砷化合物等有毒粉尘引起的全身中毒性损伤，会影响神经系统、心血管系统、骨骼系统、生殖系统和免疫系统等多个人体系统的正常运行，如铅中毒使血红蛋白合成受阻，红细胞减少，导致铅中毒性贫血；由生石灰、漂白粉、水泥、烟草等引起的局部刺激性损伤，如生石灰粉末会刺激眼睛，且会造成皮肤干燥、发炎等；由大麻、黄麻、面粉、羽毛等引起的支气管哮喘、湿疹、偏头痛等变态反应性损伤；由沥青粉尘等引起的光反应性损伤，如沥青粉尘对皮肤黏膜的刺激性使面、颈部等暴露皮肤产生光毒性皮炎；由可能附有病原菌的破烂布屑、兽毛、谷粒等粉尘引起的感染性损伤；由某些光感应性和放射性粉尘（铬、镍、砷、石棉等）引起的致癌性损伤。如表 1–1 所示。

表 1–1　不同粉尘所致危害

粉尘类别	危害
矽尘、煤尘等	尘肺病
铅、锰、砷化合物等有毒粉尘	职业中毒
生石灰、漂白粉、水泥等	局部刺激性损伤
大麻、黄麻、面粉等	支气管哮喘、湿疹等变态反应性损伤
沥青粉尘等	光反应性损伤
附有病原菌的粉尘	感染性损伤
光感性或放射性粉尘	致癌性损伤

粉尘进入人体的不同阶段，对人体造成不同的危害。如由呼吸道进入人体的粉尘，在进入上呼吸道时，由于粉尘对鼻腔黏膜的刺激使其功能亢进，毛细血管扩张，并分泌大量黏液，造成肥大性鼻炎；而后由于黏膜细胞被粉尘黏附，黏膜细胞营养供应不足造成萎缩性鼻炎。粉尘进入下呼吸道后则会由粉尘不同的特性而造成煤工尘肺、矽肺、石棉肺等危害。

除上述不同的损伤外，长期接触粉尘还会引起皮肤、耳及眼的疾患。如粉尘堵塞皮脂腺可使皮肤干燥或使皮肤产生毛囊炎、脓皮病、粉刺等；混于耳道内皮脂及耳垢中的粉尘，可促使造成耳垢栓塞；金属和磨料粉尘等硬质粉尘与眼部等细嫩皮肤的长期反复作用可引起角膜损伤等，造成角膜感觉丧失和角膜混浊。

第二章

粉尘危害治理

第一节 粉尘危害防治指南

一、粉尘危害三级预防

粉尘危害的三级预防是对粉尘作业的劳动防护管理措施。

一级预防的主要措施包括：

用产生粉尘危害小的材料代替危害大的材料；

改革生产工艺、生产设备，采用湿式作业，尽可能将手工操作转变为机械化、自动化和密闭化操作；

采用通风除尘措施，对除尘系统加强维护和管理，使其处于完好有效状态；

做好个人防护。

二级预防的具体措施包括：

建立专人负责的防尘机构，制定防尘规划和各项规章制度，加强宣传教育；

对粉尘浓度进行定期检测；

对从事粉尘工作的新职工必须进行健康检查；

对从事粉尘作业的在职职工必须定期进行健康检查，发现不宜从事接触粉尘工作的职工要及时调离。

三级预防的具体措施是对已确诊为尘肺病的职工，应及时调离原工作岗位，安排合理的治疗或疗养，患者的社会保险待遇应按国家有关规定办理。

二、粉尘危害治理“三同时”

“三同时”为《中华人民共和国职业病防治法》中所规定的条款，粉尘危害的治理也需要遵守“三同时”。

粉尘危害治理的“三同时”为用人单位新建、改建、扩建工程项目以及技术改造、技术引进项目（统称为建设项目）的职业卫生设施（防尘设施），必须与主体工程同时设计、同时施工、同时投入生产和使用。其特性符合法律中所规定的“三同时”的一切特性，即具有：主体的特征性（使用主体是所有从事对劳动者健康有影响的建设项目的单位，包括从事一切建设项目的主体，同时也包括区域开发建设项目以及中外合资、合作、外商独资的引进项目的主体等）、范围的广泛性（凡是中华人民共和国领域内的工业、交通、水利、农林、商业、卫生、文教、科研、旅游、市政、机场等从事对劳动者健康有影响的建设项目都要实行“三同时”制度）。

在行使“三同时”的过程中具有权威性、强制性、垂直性（其命令是行政组织系统的层级纵向直线传达，强调上下级的垂直隶属关系，横向结构之间一般无约束力）、具体性、非经济利益性、封闭性。

三、粉尘危害治理“八字方针”

粉尘综合治理的八字方针为革、水、密、风、教、管、护、检。

“革”：改革生产工艺和设备，积极推广采用低产尘设备、不产尘设备代替高产尘设备。

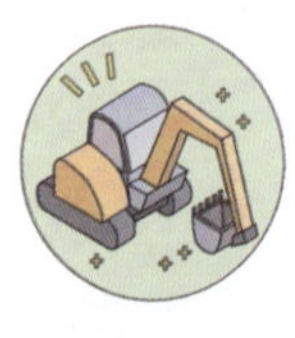
革

“水”：推广湿式作业，要求矿山等粉尘危害行业在开采、加工等产尘工艺过程中采用湿式凿岩、喷淋粉碎等。

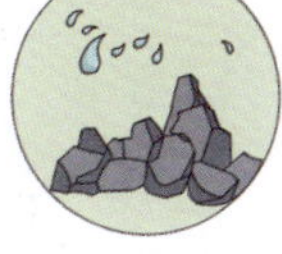
水

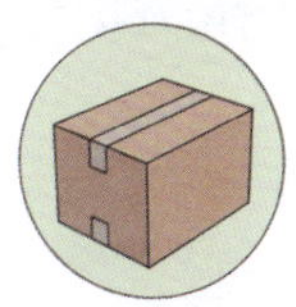
密

“密”：密闭产尘源，尽量使用密闭的生产设备或者将敞口设备改为密闭设备，防止或减少粉尘外逸。

“风”：通风排尘，受生产条件限制，对设备无法密闭或密闭后仍有粉尘外逸的劳动场所，采取合理有效的通风除尘操作，将产尘点的含尘气体直接抽走以确保工作场所空气中粉尘浓度符合国家卫生标准。

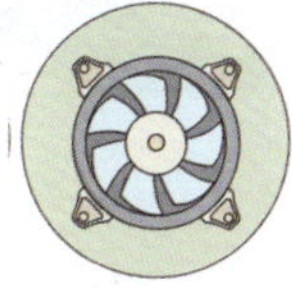
风

“教”：加强宣传教育，普及防尘知识，使每一个劳动者充分认识粉尘的职业危害以及应采取的防护措施。

教

“管”：强化管理，领导还要重视防尘工作，加强对防尘设施的维护和管理，保证设备良好、高效运行。

管

“护”：做好防护，在粉尘无法控制或高浓度粉尘作业环境中，为职工配备并要求正确使用防尘口罩、防尘服及其他个人防护用品。

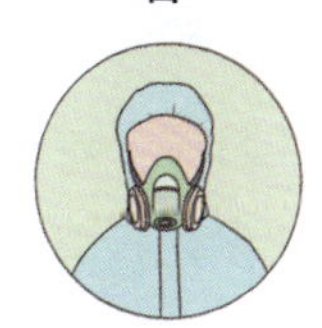
护

“检”：按照国家有关规定对粉尘浓度及时监测，对接触粉尘职工进行定期体检，对从事特殊作业的人员发放保健津贴，有作业禁忌证的人员，不得从事接触粉尘作业。

检

第二节　粉尘危害工程防护

一、减少粉尘产生

为达到减少粉尘产生的目的，首先应当了解易产生粉尘的工艺流程，然后根据具体的情况提出相应的工程技术方法降低粉尘的产生。不同行业及操作过程，易产生粉尘的工艺流程大致可分为以下几种：采掘、钻孔、爆破、落料、附着粉尘的材料运输、研磨、抛光等过程。

首先，可选用不产生粉尘的工艺、无危害或少危害的物料，通过工艺和物料选用消除粉尘发生源，如用树脂砂替代铸造型砂。

其次，可对产尘较多的流程进行控制，在采掘过程中应当保证使用锋利的截齿或对所采掘材料进行注水以降低粉尘危害；钻孔（打眼）过程中可通过在钻头安装有进风口的干式除尘器或注水等方法进行降尘；落料过程可通过封闭落料轨道并结合通风技术进行降尘；运输附着粉尘的材料过程中可通过覆盖被运输材料等封闭方式进行降尘。

二、设备代替人工

对于产尘较多且无法通过其他有效方法进行粉尘防治的劳动场所，引入机械化或利用电子计算机实现自动化、遥控化。不仅可以减少员工体力劳动、降低劳动强度，同时还可减少粉尘作业次数和接触时间，是减少吸入粉尘量的好办法，结合密闭化生产可以有效防治粉尘危害。

三、通风

在工作场所通风以减小粉尘危害的方法应用比较广泛，适用于各种劳动场所。根据通风部位是否涉及整个工作场所，可分为局部通风和全面通风。局部通风是在粉尘产生地点或附近将粉尘抽走，然后进行统一处理。全面通风也称稀释通风，是利用新鲜空气将整个工作场所的粉尘稀释到最高容许浓度限值以下，以减小对工作人员的危害。

1. 局部通风

局部通风是指利用局部气流来控制作业环境的方法，一般通过局部排风装置和吹吸式通风装置实现。局部排风装置是在接近粉尘发生源处设置排风罩，利用局部的、恒定的吸引气流，将所产生的高浓度粉尘在其扩散之前予以捕捉，并在劳动者不接触污染空气的状态下将其排除的装置。吹吸式通风装置，是指在粉尘发生源的两端设置吹出罩和吸入罩，利用两罩之间形成的平行气流，将发生源产生的粉尘予以捕捉并经吸入罩排出的装置。

2. 全面稀释通风

全面稀释通风通常在劳动者被粉尘笼罩的情况下应用。其影响因素包括通风量、气流组织等，在通风过程中粉尘浓度的减少大致与通风量成正比；气流组织即合理地布置排风口位置、分配风量、选择风口形式等。在设计过程中，首先，要保证足够的新鲜空气，理论上通风量可根据公式 $L=x/(y_2-y_1)$ 计算，其中 L 表示所需通风量，x 表示污染物散发量，y_2 表示需要达到的粉尘浓度，y_1 表示粉尘的初始浓度。其次，新鲜空气应当先经过劳动者而后经过粉尘源以最大限度地保护劳动者，使其呼吸新鲜空气并稀释粉尘。最后，应当尽量保证送风气流均匀分布，减少涡流等。全面稀释通风的不足之处在于此种通风方式所需风量常常较大，在通风量达到一定程度（如矿井中风速达到 15.24m/s）时，其所需的成本及技术难度都会大大增加。

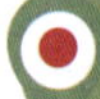 四、喷水系统防护

1. 湿式作业

湿式作业的处理是在粉尘源处进行，其方法应用在很多行业中，如应用在矿井运输过程中碎料的湿润、建筑行业在打孔时的喷水等。在湿式作业过程中，影响粉尘降低效率的因素有很多，首先，应当保证用于湿式作业的水量及水流速度适中。水量过少、流速过低影响降尘效率；水量过高、流速过高可能造成材料处理问题、技术问题、产品质量问题等。其次，应保证材料的均匀湿润，

其重要性已通过实验验证得出，且实验证实，材料的均匀湿润较单纯的增加水量更为可行。

为使材料的湿润更加均匀，可通过以下方法改进湿式作业，第一，增加用于湿式作业的喷嘴数量、使用更小口径的喷嘴。第二，在水中加入其他物质促进其与材料的混合，如添加湿润剂等。

2. 粉尘补集

粉尘补集是在粉尘逸散至其他劳动场所之后进行控制的方法。其使用方法应当随不同的工作场所而有所改变，在对常规喷水系统及高压喷水系统的降尘效率的测试中，发现高压喷水系统在达到相同的降尘效果时的用水量比常规喷水系统少，且综合使用两种喷水方法更有利于降尘。但由于在高压喷水过程中，很多情况下会卷扬大量空气，使粉尘发生二次逸散，故高压喷水系统更多地用于封闭或半封闭工作场所中。

五、除尘器降尘

表 2-1

除尘器类型	工作原理	结构形式	特点	降尘效率的影响因素
1. 重力沉降室	利用含尘气流在上部通过重力沉降室时，粉尘由于重力作用落入沉降室进而统一处理	由上部设有进出口的含尘气流通道、下部设有收集粉尘的漏斗组成	除尘效率低，所需空间大，常用于粉尘的预处理	—

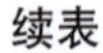

除尘器类型	工作原理	结构形式	特点	降尘效率的影响因素
2. 惯性除尘器	设置不同形式的挡板，使气流方向发生急剧转变，从而利用粉尘的惯性或使其与挡板发生碰撞而被收集	根据不同的劳动场所设计不同形状的惯性除尘器。可分为碰撞式和回转式两种	—	粉尘碰撞前速度、回转半径等。碰撞前速度越高，回转半径越小，其粉尘的收集效率越高
3. 旋风除尘器	利用含尘气流在旋转过程中作用在尘粒上的惯性离心力，使尘粒从气流中分离	结构简单、体积小	主要用于除去粒径较大的尘粒	进口速度、筒体直径和排出管直径、旋风除尘器的筒体和锥体高度、除尘器下部的严密性。其中进口速度越高，除尘效率越高，但不宜过大，一般在 12~25m/s 为宜；筒体、排出管直径越小，除尘效率越高。但排出管直径不宜过小，以免阻力过大，一般取排出管直径为筒体直径的 0.5~0.6 倍；实践证明筒体和锥体的总高度以不大于筒体直径的 5 倍为宜；除尘器下部越严密除尘效率越高

续表

除尘器类型	工作原理	结构形式	特点	降尘效率的影响因素
4. 袋式除尘器	利用含尘气流经过滤料时将粉尘颗粒物分离并掉入捕集装置（漏斗）中进行降尘	由滤料（一般由纤维加工而成，也可用砂、砾、焦炭等颗粒物为滤料）、漏斗等组成	是一种干法高效除尘器，目前其在冶金、机械、建材、电力等很多行业已得到广泛应用	含尘气流流速、滤料厚度等。其中，含尘气流流速太快，会使粉尘无法有效阻留在滤料中，同时还有可能带走已在滤料中的粉尘，从而降低了降尘效率；滤料在使用一段时间后，应当及时清理滤料表面沉积的较厚的粉尘，但注意不应破坏初层
5. 湿式除尘器	含尘气体通过液滴或液膜的接触使尘粒从气流中分离出来，进而被收集	与袋式除尘器类似，在袋式除尘器的滤料位置处变为产生液滴及液膜的结构	结构简单、占地面积小、可同时进行含尘气流的净化、可同时应用于有爆炸危险或同时含有多种粉尘的含尘气流的降尘	尘粒本身的性质、滴液的直径等。液滴的直径会影响尘粒与液滴的惯性碰撞次数，惯性碰撞次数越高，其降尘效率就越高
6. 电除尘器	利用静电场产生的电力使尘粒从气流中分离	多种多样	单电场除尘效率可达 80% ~ 85%，一般电除尘器采用 3~4 个电场，除尘效率可达 99.5%，其应用广泛	粉尘的比电阻、除尘器电压、集尘极厚度等

第三节　个体防护

通常情况下，工程技术防治粉尘的效果并不总是使人满意，此时便需要引入防治粉尘危害的个体防护措施，佩戴个人防护用品。个人防护用品也称作个体防护用品，是一类由从业人员使用的，为防御物理、化学、生物等外界因素伤害的防护产品的总称。

对于粉尘危害因素，个体防护用品主要为防尘呼吸器（防颗粒物呼吸器）等。一般来说，当工程技术防控措施难以将粉尘浓度降到接触限值标准以下时，劳动者需要佩戴防尘呼吸器。

一、常见防尘呼吸器

根据防尘呼吸器的防护原理，可分为过滤式呼吸器和隔绝式呼吸器。如图 2–1、图 2–2 所示。

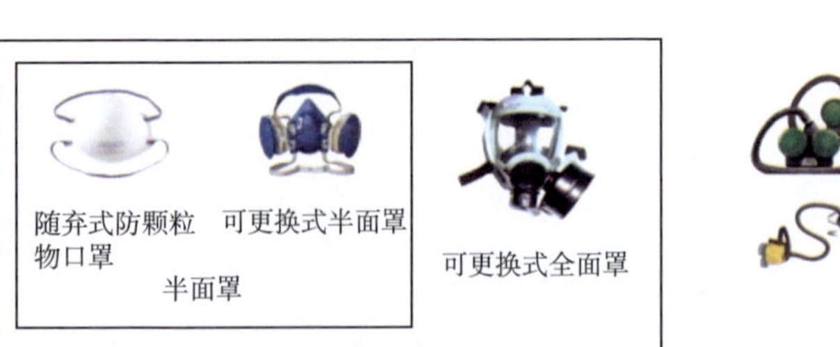

图 2–1　过滤式呼吸器种类

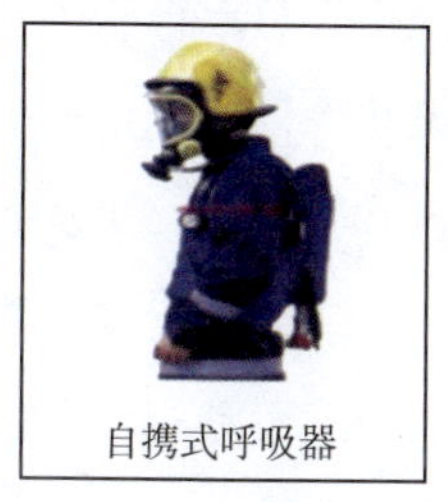
自携式呼吸器

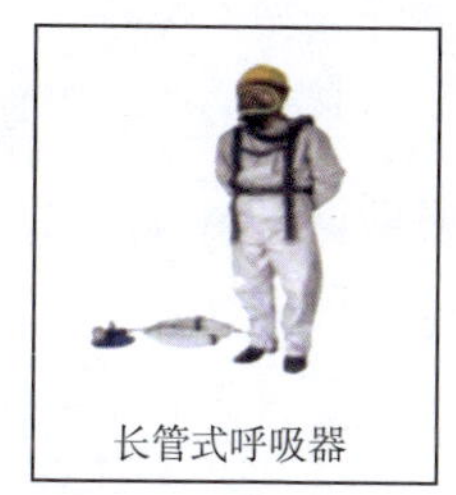
长管式呼吸器

图 2-2 隔绝式呼吸器种类

其中过滤式呼吸器是指靠过滤元件将空气污染物过滤掉后用于呼吸的呼吸器，包括随弃式防颗粒物口罩、可更换式半面罩、可更换式全面罩（图 2-3），靠使用者自主呼吸克服过滤元件阻力，吸气时面罩内压力低于环境压力，属于负压式呼吸器，具有明显的呼吸阻力。另外还有动力送风式，靠机械动力或电力克服阻力，将过滤后的空气送到面罩内呼吸，送风量可以大于一定劳动强度下人的呼吸量，吸气过程中面罩内压力可维持高于环境气压，属于正压式呼吸器。过滤式呼吸器的使用受环境限制，当环境中的有害物质无法被过滤材料吸附时不可使用，当空气中氧气含量低于 18% 或毒害物质浓度高于 1%时不可使用。

隔绝式呼吸器使用者的呼吸道完全与污染空气隔绝，呼吸的空气来自污染环境之外。主要包括自携式呼吸器和长管式呼吸器两大类。

自携式呼吸器是指使用者自己携带气源的呼吸防护设备，包括自给开路式压缩空气呼吸器、隔绝式正压氧气呼吸器（图 2-4）。自携式呼吸器使用者呼吸的空气来自使用者携带的空气瓶，高压空气经降压后输送到全面罩内，而且能保持呼吸面罩的正压。消防员灭火或者抢险救援作业通常使用自携式呼吸器。

长管式呼吸器是指呼吸气源不是使用者自己携带的呼吸防护装备，依靠一根长长的空气导管，将污染环境以外的洁净的空气输送给使用者呼吸，分为自吸式、连续送风式（图 2–5）及高压送风式 3 种。当吸气时面罩内呈负压，属于自吸式或负压式长管呼吸器。对于靠气泵或高压空气源输送空气，在一定劳动强度下能保持头罩内压力高于环境压力，属于正压式长管呼吸器。

本节将重点介绍防尘口罩、半面罩式呼吸器、配备有颗粒物过滤元件的气式头盔三种防尘工具。

表 2–2　不同防尘呼吸器种类表

分类方式	种类	说明	举例
防护原理	过滤式	通过过滤材料过滤空气中有毒、有害物质	防尘口罩、防毒口罩
	隔绝式	隔绝受污染空气，由自带气源或靠导气管引入新鲜空气以供呼吸	生氧式防毒面具
供气原理和供气方式	自吸式	佩戴者自主呼吸克服部件阻力	防尘口罩、防毒口罩
	自给式	以压缩气瓶为气源供气	贮气式防毒面具
	动力送风式	依靠动力克服部件阻力	送风式长管呼吸器
防护部位	口罩式	通过保护口、鼻来避免粉尘危害	医用口罩、防尘口罩
	面具式	同时保护眼睛及面部	各种过滤式和隔绝式防毒面具
	口具式	夹住鼻子，需用口呼吸	口部呼吸器

续表

分类方式	种类	说明	举例
吸气环境	正压式	使用时面罩内压力均大于环境压力	大部分隔绝式呼吸防护用品
	负压式	使用时面罩内压力均小于环境压力	大部分过滤式呼吸防护用品

根据防尘效果的不同，防尘口罩可分为有超细纤维和没有超细纤维的口罩。其中没有超细纤维的口罩仅仅可以防止较大粒径的粉尘危害，可重复使用。有超细纤维材料的防尘口罩可以防止粒径更细微的各种有毒有害粉尘及气溶胶等的危害，此种防尘口罩多为一次性使用，需定期更换滤棉。此外，防尘口罩的形式可分为平面式（如普通纱布口罩）、半立体式（如鸭嘴形式折叠式）、立体式（如模压式、半面罩式），立体式及半立体式的气密性优于平面式。目前防尘口罩因其使用方法简便且成本较低而广泛应用于电子工业、矿业、建筑、建材等各行各业。

半面罩式呼吸器的基本结构为模制塑料或过滤元件、固定元件、进气口、呼气阀等。在使用过程中通过软橡胶与佩戴者面部形成密封区，防止含尘空气绕过过滤元件被吸入。密封性好的面罩可减少 90% 及以上的呼吸性粉尘的吸入，但是密封性好的面罩可能会产生皮肤过敏、佩戴者交流困难、干扰眼镜或护目镜的佩戴等问题。

配备有颗粒物过滤元件的气式头盔是在传统头盔的基础上改进的硬质头盔，其基本结构包括电池供电的风机、面罩及过滤系统。其在使用过程中由小型风机提供通过过滤元件后的新鲜空气进入头盔内，并将呼出的气体及多余的新鲜空气经头盔下部排出。其降尘效率的影响因素包括含尘气流的流速及方向，含尘气流高速冲向头盔的过滤元件将减少过滤元件的使用寿命并大幅度降低除尘效率。

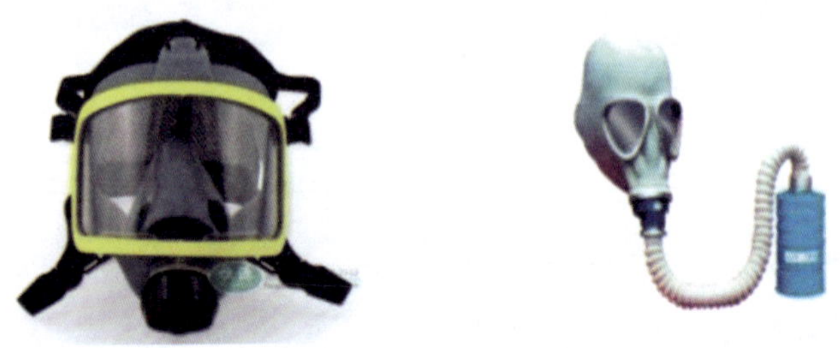

图 2–3　可更换式全面罩

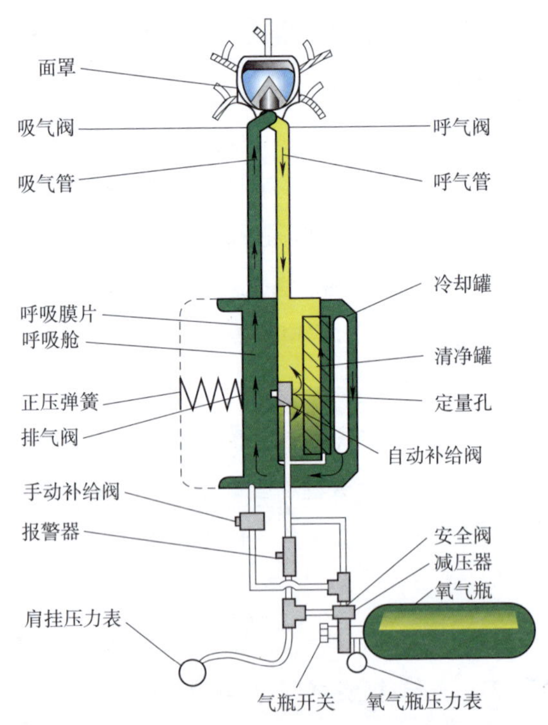

图 2–4　隔绝式正压氧气呼吸器

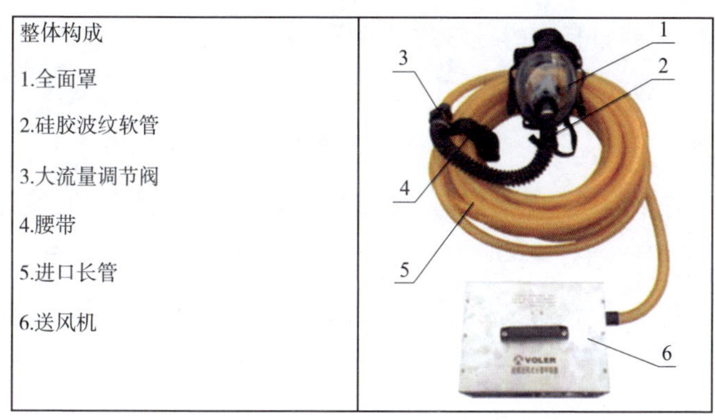

图 2–5　连续送风式长管呼吸器

二、过滤材料

1. 过滤材料分类

根据过滤材料的耐油性可将其分为三种：N 型过滤材料（非耐油性过滤材料）、R 型过滤材料（耐油性过滤材料，最高耐油过滤时间为 8 小时）、P 型过滤材料（防油性过滤材料，最长使用时间不超过 40 小时，且从第一次使用开始不超过 30 天）；粉尘大多为非油性，酸雾、漆雾及空气污染中的大多数悬浮微粒也为非油性；油烟、油雾等为油性有害物。

2. 过滤材料分级

依据 GB/T 2626—2006《呼吸防护用品—自吸过滤式防颗粒物呼吸器》（GB/T 2626—2019 将于 2020 年 7 月 1 日实施）规定，

将防颗粒物呼吸器的过滤效率分为 3 级，分别为 90%、95% 和 99.97%。修订标准的过滤效率分级方法与原标准基本一致，美国标准过滤效率分级为 95%、99%、100%，欧洲标准过滤效率分级为 80%、94% 和 99%（随弃式）或 99.5%（可更换式）。由于过滤元件必须同时用氯化钠和油雾检测过滤效率，而对油性颗粒物过滤效率达到 80% 的滤料，其对非油性颗粒物效率一般会远高于 80%。标准的分级方法综合考虑了相关国际标准分级方法，以及防护产品的实际应用情况，而 90% 级别的规定，更是特别考虑到国内粉尘防护的实际需求。

三、佩戴指南

呼吸器的佩戴过程应当至少遵循以下三个步骤：先试、后检、再维护。

1. 呼吸器的选用

首先，在佩戴之前应当根据基本的选用原则（作业特点、职工面部特点、劳动场所环境特点）先进行呼吸器类别的选用，而后在已选类别中选择舒适且防尘效率较高的防护用品。见表 2–3。

表 2–3　根据作业状况选择呼吸器

作业状况	呼吸器选择	举例
可以预见的紧急危险情况	逃生型呼吸防护用品	逃生口罩和头罩
爆炸性环境	符合 GB/T 3836.12—2019 的呼吸防护用品	不产生静电的高效防尘口罩

续表

作业状况	呼吸器选择	举例
现场存在高温、低温、高湿或存在有机溶剂及其他腐蚀性物质时	耐高温、低温或耐腐蚀的呼吸防护用品	超低阻力带出气阀的简易防尘口罩、送风式防尘口罩等
作业强度较大或作业时间较长时	呼吸负荷较低的呼吸防护用品	供气或送风过滤式呼吸防护用品
有清楚视觉、语言交流的需求时	视野清晰且有适宜通话功能的呼吸防护用品	有通话膜的防尘口罩

其次，根据作业人员选择。头面部适合性检验，男性受检者必须刮净胡须，将呼吸防护用品的固定系统调节至较为舒适的程度，佩戴过紧或过松都不利于面罩与面部的密合，且会造成不适。

不适合使用呼吸防护用品，特别是阻力大的防尘口罩的人群，如患中度或重度肺脏疾病；心绞痛、明显的心率不齐和近期发生过心肌梗塞；有高血压征兆和无法控制的高血压；幽闭恐惧症、焦虑反应；有自发性气胸病史等。

最后，根据空气污染物选择合适的过滤元件，必须区分是颗粒物防护，还是气体或蒸汽的防护，或两者并存。具体选用原则如下。

（1）颗粒物过滤

在选择防颗粒呼吸器时，首先，需要区分颗粒物是否有油性，以选择合适的过滤元件类别。其次，根据颗粒物的粒度分布情况和毒性高低，来选择过滤效率水平。通常，物质毒性越高，其职业卫生标准越严格。有些物质的致癌性、致敏性等特点也对选择防护颗粒物呼吸器过滤元件的过滤效率有指导作用。到目前为止，我国尚未建立非常具体的针对不同物质选择过滤效率级别的标准。以下是从专业角度，并参考国外标准给出的选择建议：

1）80%~90% 效率：用于一般性粉尘的防护，如煤尘、矿尘、水泥尘、棉尘等；

2）94%~95% 效率：烟、雾和高毒性的粉尘首选，如矽尘、焊接烟、铸造烟、重金属烟尘（铅尘或铅烟）、农药喷雾、喷漆雾、药粉尘等；

3）99%~99.99% 效率：放射性、剧毒、致癌颗粒物首选，如放射性尘埃、沥青烟、焦炉烟、铍烟和氡子体等。

（2）有毒有害气体或蒸汽的过滤

可以选择过滤式呼吸器防护某些有毒有害的气体或蒸汽，但并非所有气体或蒸汽都有适合和有效的过滤方法，可以参考《呼吸防护自吸过滤式防毒面具》（GB/T 2890—2009）对防毒过滤元件按照气体的类别加以分类，但选择时仍需要注意一些特例。如普通防酸性气体的过滤元件并不能保证适用于氮氧化物，即二氧化氮和一氧化氮气体的防护；对磷化氢、砷化氢、甲醛等气体或蒸汽的防护是具有特殊性的，不在 GB/T 2890—2009 的一般分类类别中，需分别用这些气体去实际测量防护的效果，不能贸然使用。对常温、常压下以气态存在的有机物，如甲烷、环氧乙烷、溴甲烷等，目前也缺少可靠的过滤方法，应选择长管呼吸器。

（3）“尘毒组合”防护

当作业场所存在多种污染物，分别以颗粒物和气态存在的情况下，过滤式呼吸器应选择“尘毒组合”的过滤元件，如某些树脂砂铸造同时存在铸造烟（颗粒物）和有机蒸汽；喷漆作业产生的漆雾是挥发性颗粒物，同时存在有机蒸汽危害；一些高沸点的有机物在加热情况下会同时以蒸汽和颗粒物状态存在；一些焊接作业同时产生有害气体等，这些都需要选择“尘毒组合”的综合性过滤防护。

2. 呼吸器的佩戴原则

在呼吸器的佩戴过程中要遵守一般佩戴原则和特殊环境下的使用原则。

（1）一般佩戴原则

1）任何呼吸防护用品的防护功能都是有限的，我们应当了解所使用的呼吸防护用品的局限性。

2）使用任何一种呼吸防护用品前都应仔细阅读产品使用说明，并严格按要求使用。

3）使用前应当做好呼吸防护用品使用方法培训。在必须配备逃生型呼吸防护用品的作业场所内的有关作业人员和其他进入人员，应接受逃生型呼吸防护用品使用方法培训。SCBA（携气式呼吸防护用品）应限于受过专门培训的人员使用。

4）使用前应检查呼吸防护用品的完整性、过滤元件的适用性、电池电量、气瓶储气量等，消除不符合有关规定的现象后才允许使用。

5）在有害环境作业的人员应始终佩戴呼吸防护用品。

6）当使用中感到异味、咳嗽、刺激、恶心等不适症状时，应立即离开有害环境，并检查呼吸防护用品，确定并排除故障后方可重新进入有害环境；若无故障存在，应更换有效的过滤元件。

7）若呼吸防护用品同时使用数个过滤元件，如双过滤盒，应同时更换。

8）若新过滤元件在某种场合迅速失效，应重新评价所选过滤元件的适用性。

9）除通用部件外，在未得到呼吸防护用品生产者认可的前提下，不应将不同品牌的呼吸防护用品部件拼装或组合使用。

（2）低温环境下使用呼吸器应注意以下几个方面

1）全面罩镜片应具有防雾或防霜的功能。

2）供气式呼吸防护用品或SCBA使用的压缩空气或氧气应干燥。

3）使用SCBA的人员应了解低温环境下的操作注意事项。

3. 佩戴完毕后的密合性检查

防尘口罩要保证呼吸时鼻梁两侧与口罩间的缝隙没有空气进出，才算密合性良好。检查密合性的方法有很多，可在相应防护用品的说明书密合性指导下进行检查。还可通过正压法或负压法进行检查，其中正压法检查即去除呼气阀盖，轻轻向头盔内吹气，若其可保持住头盔内正压则密合性良好；负压法检查需盖住吸气口，轻轻吸气使头盔面罩轻微塌陷，并保持10s及以上，若塌陷保持，则密合性良好。对于防尘口罩等，应当严格按照佩戴步骤进行佩戴，并对不同种类及品牌的防尘口罩进行尝试以提高密合性。

4. 做好个人防护用品的维护工作

检查吸气及呼气阀是否完好，口罩带子是否完好，面罩是否完好，滤盒是否仍能正常使用、是否需要更换等。呼吸器等个人防护用品可按照以下原则进行储存。

（1）呼吸防护用品应保存在清洁、干燥、无油污、无阳光直射和无腐蚀性气体的地方。

（2）若呼吸防护用品不经常使用，建议将其放入密封袋内储存，储存时应避免面罩变形。

（3）防毒过滤元件不应敞口储存。

（4）所有紧急情况和救援使用的呼吸防护用品应保持待用状态，并置于适宜储存、便于管理、取用方便的地方，不得随意变更存放地点。

佩戴注意事项及温馨提示

（1）纱布口罩不可以当防尘口罩使用。

（2）并非口罩戴得越多就越好，尤其是在专用防尘口罩里面再佩戴一个纱布口罩或者医用口罩，反而会降低防尘口罩的防护效果。

（3）质量认证。防尘口罩属于特种劳动防护用品，国家对其质量有专门的标准要求。选用防尘口罩时应注意商品是否获得“QS”和“LA”两个认证标识。

（4）及时更换。不同接尘环境粉尘浓度不同，每个人的使用时间不同，各种防尘口罩的容尘量不同，以及使用维护方法的不同，这些都会影响口罩的使用寿命，所以没有办法统一规定具体的更换时间。当防尘口罩的任何部件出现破损、断裂和丢失，以及明显感觉呼吸阻力增加时，应废弃整个口罩。

（5）严禁水洗。防尘口罩等个人防护用品与普通口罩的不同主要在于防尘口罩的过滤元件可以阻碍呼吸性粉尘，任何过滤元件都不能水洗，否则会破坏过滤元件，从而无法起到保护接触粉尘工人健康的作用。

第四节　做好粉尘浓度监测

粉尘浓度监测包括定期检测劳动者时间加权平均容许浓度和粉尘浓度超限倍数两个方面。

时间加权平均容许浓度是指以时间为权数规定的 8 小时工作日、40 小时工作周的平均容许接触浓度；粉尘浓度超限倍数是指劳动者接触粉尘浓度在符合时间加权平均容许浓度的前提下，其短时间接触浓度也不得超过时间加权平均容许浓度的两倍。

以下列出几种粉尘的时间加权平均容许浓度和超限倍数浓度，如表 2–4 所示。

表 2–4　粉尘接触限制举例

粉尘种类	时间加权平均容许浓度 mg/m³	超限倍数浓度 mg/m³
电焊烟尘	4	8
煤尘	4	8
矽尘	1	2
石棉纤维尘	0.8	1.5
炭黑粉尘	4	8

第五节　加强粉尘危害防治的宣传教育

首先，各企业应当将粉尘危害防治工作作为企业文化的一部分进行建立，提高劳动者的粉尘危害知晓能力及防范意识。加强粉尘危害综合防治“八字方针”“三同时”“三级预防”的定期教育培训。

其次，还要加强常规及不定期宣传，营造氛围。充分发挥广播、电视、报刊、网站、微信、微博等新闻媒体的作用，积极宣传党中央、国务院关于防治工作的重大决策部署，深入宣传开展尘肺病攻坚行动的重大意义、目标要求和重点任务，形成强大的舆论声势，为攻坚行动营造良好的工作氛围。要充分发挥舆论的监督作用，组织媒体进行跟踪报道，及时报告攻坚行动的进展、成效以及好的经验、好的做法和好的典型。同时要曝光反面典型，发挥警示作用。

第三章

关注尘肺病，健康你我他

第一节　何谓尘肺病

尘肺病是由于在生产环境中长期吸入生产性粉尘而引起的以肺弥漫性间质纤维性改变为主的疾病。尘肺病是职业性疾病中影响最为广泛、危害最为严重的一类疾病，其患者数量约占所有职业病的90%。目前我国在《职业病分类和目录》2019中规定的尘肺病有十三种，其中包含一类开放性目录。分别为矽肺、煤工尘肺、石墨尘肺、炭黑尘肺、石棉肺、滑石尘肺、水泥尘肺、云母尘肺、陶工尘肺、铝尘肺、电焊工尘肺、铸工尘肺和根据《尘肺病诊断标准》和《尘肺病理诊断标准》可以诊断的其他尘肺病。

不同性质的粉尘可引起不同的肺部病理变化，主要可分为以肺部的胶原纤维化、网状纤维增生的间质纤维化为主的肺部病变、职业性变态反应肺泡炎等。

肺部的胶原纤维化的破坏是永久性的，多由石英、石棉所引起的间质反应造成，其胶原纤维化常常成层排列成结节状。一旦发生此类病变，肺功能将逐渐恶化，即使停止粉尘接触，肺部病变也不可逆并持续进展。

以网状纤维增生的间质纤维化为主的肺部组织病变多由锡、铁、锑等粉尘造成。主要表现为肺部组织的粉尘沉积，呈现异物反应，在X线胸片上可以看到满肺野结节状阴影。与肺部的胶原纤维化病变不同的是，肺部的网状纤维增生的间质纤维化病变不会损伤肺泡结构，故肺功能一般不会受到影响，且在脱离粉尘环境后，病变将不再继续进展，甚至肺部阴影将逐渐消退。

尘肺病的严重程度主要与造成尘肺病的粉尘中二氧化硅的含量有关。在我国规定的十三种尘肺病中以矽肺最为严重，石棉肺次之。石棉肺是由含结合型二氧化硅（硅酸盐）的粉尘引起，其他尘肺病理改变与临床表现均较轻。

第二节　尘肺病的高发行业

尘肺病的发病一般需要 5~10 年，多在 15~20 年，但当所处行业或工作岗位为“三高”（浓度高、粉尘分散度高、粉尘中游离二氧化硅含量高）时可导致速发型尘肺病，仅需 1~2 年即可发病，此外，还可能出现晚发型尘肺病，即在短期内接触大量高浓度粉尘，在脱尘若干年后才发病。

在引起尘肺病的众多行业中，煤矿、非煤矿山、冶金、建材、陶瓷生产、耐火材料制造、石棉开采、石材加工、石英砂加工、玉石加工等是尘肺病患者高发的重点行业、重点工作类型及过程。

煤工尘肺主要分布于煤矿、煤炭运输、燃煤发电等行业；矽肺主要存在于有色金属和黑色金属矿开采、黑色金属和有色金属冶炼以及各类建材的相关行业中；石棉肺主要存在于石棉矿和涉及石棉制品的相关行业中。

第三节　尘肺病患者的症状

尘肺病患者的症状与很多因素有关，如患者所接触的粉尘的性质、浓度、接尘工龄、个体特征以及患者是否有并发症等，不同发展阶段的尘肺病患者是有差异的。一般来说，早期尘肺病多无明显症状和体征，或仅有轻微症状，常常被患者所忽视，随着病情的进展，症状逐渐明显。

早期尘肺病的典型症状是咳嗽，同时伴有咳痰，即使在咳嗽很少的情况下，尘肺病患者也会有咳痰的情况。因为粉尘积聚在肺部，呼吸系统需用咳痰的方式将粉尘排出体外。需注意的是，即使未患尘肺病，在接触粉尘之后也会有咳痰情况，但一般痰量不多，且多为灰色稀薄痰，接触煤尘的劳动者的痰多为黑色并可清楚地看到煤尘颗粒。故需结合劳动者自身身体状况，当咳痰次数、痰量增多时应当考虑是否已患尘肺病。

胸痛也是尘肺病患者的主要症状之一，以矽肺和石棉肺患者更多见。不同患者胸痛的性质不一，可为胸口隐痛、胀痛、针刺样痛。随着肺组织纤维化程度加重，有效呼吸面积减少，病情加重，患者可出现呼吸困难。

综上所述，当接触粉尘工人出现如下尘肺病典型症状时可考虑到职业病诊断机构进行诊断。

（1）原有的呼吸系统症状明显加重且门诊治疗不能缓解。

（2）近期或突然出现严重咳嗽、咳痰、呼吸困难、咯血、胸痛、下肢水肿等。

（3）严重呼吸困难，出现意识模糊、昏睡甚至昏迷等全身反应。

（4）消化功能减弱、胃纳差、腹胀、大便秘结、全身乏力等。

第四节　尘肺病患者的 X 线表现

尘肺病患者因引起尘肺病的粉尘不同、尘肺病的种类不同、尘肺病的发展时期不同以及并发症的不同等因素而呈现不同的 X 线表现。

根据不同尘肺类别，矽肺主要以圆形小阴影为主，煤工尘肺以混合性小阴影为主，石棉肺则以不规则形小阴影为主。

不同尘肺病期别，其共有的、典型的 X 线胸片特征改变是出现圆形或不规则形小阴影，可随疾病的发展由少变多、密集度增加、继而形成大阴影，典型尘肺病患者可呈现对称性改变。

随不同尘肺病期别的发展变化，其 X 线表现也会发生变化，总结如下：Ⅰ期尘肺病患者的双肺部中下野内中带开始出现粟粒状阴影，并逐渐向全肺扩展，伴随增大、增多、增浓的现象，肺尖及肋膈角区常少见。Ⅱ期尘肺病患者局部粟粒状阴影则融合成小结节阴影，肺两侧对称分布，密度上高下淡。Ⅲ期尘肺病患者结节进一步融合成团块状阴影，其长轴与肋骨垂直，可跨肺段分布，与肺门无联系。团块状阴影大都同时出现在双肺上、中野，偏内、中带，双锁骨下区很少受累，且中、下肺野多并有明显的肺气肿及胸膜增厚粘连。

尘肺病伴不同并发症的X线表现不同，如尘肺伴肺结核的X线影像学可表现为在两肺弥漫分布的粟粒状阴影或大小不等、密度不均的结节状阴影的背景上出现斑片状密度不均、边缘模糊的致密阴影。

第五节　尘肺病常见的并发症

尘肺病可并发多种疾病，最常见的有肺结核、慢性心源性心脏病、慢性呼吸衰竭、肺部感染、气胸、慢性阻塞性肺疾病、恶性肿瘤等。其原因为：尘肺病患者的抵抗力降低，易受各种细菌、病毒的侵袭；尘肺病患者肺部的纤维化变化，使肺部很多的功能无法正常运行，导致肺部其他疾病和肺部功能损伤引发的共发性疾病的产生；粉尘对巨噬细胞的毒性作用导致巨噬细胞无法对其他侵入人体的病毒及细菌进行及时清除消灭，而最终使人患病。

尘肺病合并肺结核是较为常见的情况。常伴有低热、盗汗、乏力、咯血等结核中毒症状。

尘肺病合并慢性肺源性心脏病、慢性呼吸衰竭后可出现肺心病及呼吸衰竭的典型临床表现，如严重呼吸困难、呼吸频率增快、不能平卧、双下肢水肿等。

尘肺病合并肺部感染后可出现发热、咳嗽、咳痰及喘息等肺炎的临床表现。

尘肺病合并慢性阻塞性肺疾病后可出现慢性咳嗽、食欲下降、体重下降、外周肌肉萎缩和功能障碍以及精神抑郁和焦虑症状。

尘肺病合并恶性肿瘤后身体可出现乏力、消瘦以及肿瘤压迫症状等。

第四章

控制尘肺病，关键在预防

尘肺病是一种发病率高、并发症多、没有医疗终结的严重危害生命健康的职业病。患者的生理及心理都承受着很大的痛苦，但尘肺病是 100% 可预防的，所以控制尘肺病，关键在预防。

第一节　建立防范意识

案例：陕西一小镇某村是“尘肺病”村，截至 2016 年 1 月，被查出的 100 多个尘肺病患者中，已有 30 多人去世。起因是 20 世纪 90 年代后，部分村民自发前往矿区务工，长期接触粉尘却没有采取有效防护措施。医疗专家组在普查和义诊中发现，当地农民对于尘肺病的危害及防治知识一无所知，得了病后认为“无法治疗”，很多患者只是苦熬，失去了最佳治疗时机。

针对以上案例，在此提醒劳动者，出门务工要牢记“三个一定”。

（1）一定要签署劳动合同。

（2）接触粉尘作业时一定要定期体检，关注肺部健康。

（3）一定要要求产生粉尘危害的工作单位提供防尘设备，劳动时必须佩戴专业的防尘口罩。

此外，尘肺病患者大多数死于并发症，所以我们一定要预防和控制并发症。

（1）避免继续接触粉尘，不增加体内累计粉尘暴露量。

（2）提高免疫力，预防病原体感染。

（3）建立和保持良好的生活习惯，合理作息，适当运动，不吸烟，避免到通风不良、人群拥挤的场所。

（4）积极治疗已有并发症，防止病情加重、减少反复发作。肺结核是导致尘肺病快速进展的重要因素，积极治疗并尽快治愈肺结核是控制尘肺病进展的重要内容。急性感染、心功能失代偿、气胸、呼吸衰竭发生时机体处于发热、症状持续加重、大量消耗的应激状态，应积极治疗，尽快度过急性期，并尽量去除诱因，延长下一次并发症或急性加重期的到来。

（5）加强肺部疾病防治知识宣传。对疾病了解越多，患者自我保护能力越强，越会自觉、主动采纳疾病预防的行为及生活方式。

第二节　科学饮食，提高防病能力

接触粉尘的作业人员，应适当增加优质蛋白质的摄入，每日摄入量在 90~110 克。同时需增加维生素的摄入量，多吃含维生素 A 和胡萝卜素丰富的食物，如人乳、牛奶、鸡蛋、肝、鱼类、牡蛎、蛤蜊、田螺等，其中肝中维生素 A 含量最多。含胡萝卜素丰富的食物多是植物性食物，如胡萝卜、各种绿色叶菜、红心甘薯等，其中以胡萝卜含量最多。此外还要多吃一些富含维生素 C 的新鲜蔬菜和水果，含量比较丰富的有：新鲜的大枣、柑橘类、橙子、红果、草莓、猕猴桃、酸枣、番茄、菠菜、菜花、苋菜等。维生素 C 可增强抵抗力，预防感冒，防止粉尘引起的上呼吸道损伤。若食物中摄入不足时，可口服维生素片剂，还要多晒太阳，以增加维生素在体内的合成。还应多食黑木耳，以帮助消化纤维类物质；多食清肺的食物，如杏仁、萝卜、梨等。

另外，接触粉尘作业者多吃猪血也有好处，猪血富含维生素 B_2、维生素 C、蛋白质、铁、磷、钙、尼克酸等营养成分。猪血中的血浆蛋白被人体内的胃酸分解后，产生一种解毒、清肠的分解物，能够与侵入人体内的粉尘、有害金属微粒发生化合反应，利于毒素排出体外。

第三节 牢记尘肺病防治“三早”原则

对于尘肺病，要遵循早期发现、早期诊断、早期治疗的原则。

一、早期发现

一般来讲，粉尘浓度越高，工龄越长，防护措施越差，越易发生尘肺病。粉尘中游离二氧化硅含量越高，发病越早，病情越严重。这类工人要密切关注自己的身体状况，一旦出现咳嗽、咳痰、咯血、气短、胸闷、胸痛、乏力、食欲不振、消瘦等症状，要及时到专业的职业病防治医院进行诊断。

二、早期诊断

由于早期尘肺病的症状缺乏特异性，必须结合胸部X线片全面分析才能确诊。因此，从事与粉尘密切接触的工种者，应每隔1~2年定期到职业病门诊检查，可通过胸部X线片、CT等，来评定发病病情和呼吸功能受损程度，并排查是否合并肺大泡、气胸、慢阻肺等并发症。尤其是胸部CT更有助于早期发现肺部细微病变。

三、早期治疗

尘肺病可防可治，尘肺病积极治疗可以使患者病程进展延缓、症状得到控制、生活质量得到提高，最后达到延续生命的目的。

第四节　保护员工健康，定期健康检查

职业健康检查是国家为维护农民工等劳动者合法权益而出台的重要规定，从事接触职业病危害因素的劳动者应当积极参与用人单位组织的上岗前、在岗期间和离岗时的职业健康检查，为自身健康多份保障。健康检查可以判定劳动者是否适合从事这份工作，从而将职业病危害预防在先，必要时调离岗位。

案例：某石棉制品厂成品车间职工郭某等3人因长期在粉尘浓度超标的作业岗位上劳动，导致身体健康受到影响。3人在一个星期之内都不同程度地感到胸闷、呼吸困难、四肢无力。经当地职业病防治医院确诊，3人均患了尘肺病。

对该厂从事职业危害的3个生产车间职工进行健康检查，发现在近两年内已有11名职工患尘肺病。在指令书下达后，该石棉厂仅仅采取了一些简单的除尘措施，生产车间的粉尘仍然严重超标。11名患有尘肺病的职工，仅有4人调离了粉尘作业岗位，另7人仍在原工作岗位上劳动。同时，厂方未对从事有职业危害的劳动者进行健康检查，也未对确诊为尘肺病的职工进行治疗或疗养。两年之后，7名尘肺病患者中有2人死亡，另5人病情加重。

这是一起因为用人单位严重违反法律法规规定，给劳动者的生命及身体健康造成了重大损害的劳动安全卫生监察案例。根据《中华人民共和国劳动法》，用人单位应当定期组织从事职业危害作业的劳动者进行健康检查。该厂除粉尘浓度超标外，并未按规定对职工定期进行健康检查，使职工相继患病，造成严重的健康损害。

职业健康检查是防病控病的“健康卫士”，但大多数人却未能认识到它的重要性。对于从事可能产生职业病危害的作业人员，要学会对自身的健康负责，监督用人单位开展相应的职业健康检查。

1. 上岗前检查

对从事接触职业病危害因素作业的新录用人员，包括转到该种作业岗位的工作人员要进行上岗前检查。

2. 在岗期间检查

长期从事规定需要开展健康监护的职业病危害因素作业的劳动者，应进行在岗期间的定期健康检查。定期健康检查的目的主要是尽早发现职业病患者、疑似职业病患者并监测劳动者的健康异常改变。定期健康检查的周期根据不同职业病危害因素的性质、工作场所有害因素的浓度或强度、目标疾病的潜伏期和防护措施等因素决定。

3. 离岗时检查

劳动者在准备调离或脱离所从事的具有职业病危害的作业或岗位前，应进行离岗时健康检查。主要目的是确定其在停止接触职业病危害因素时的健康状况。

离岗时的体检非常重要，这是一旦确诊尘肺病，应该从哪里获取职业病待遇的依据。离岗体检应安排在劳动合同解除或终止前 1 个月，如最后一次在岗体检是在离岗前 90 日内，可视为离岗体检。

用人单位若不安排员工检查，员工可向当地安全生产监督管理部门或劳动保障部门投诉，也可依法申请劳动仲裁。

4. 离岗后医学随访检查

如接触的职业病危害因素具有慢性健康影响，或发病有较长的潜伏期，在脱离接触后仍有可能发生职业病，故要进行离岗后医学随访检查。

随访时间的长短应根据有害因素致病的流行病学及临床特点、劳动者从事该作业的时间长短、工作场所有害因素的浓度等综合考虑确定。

5. 应急健康检查

当发生急性职业病危害事故时，对遭受或者可能遭受急性职业病危害的劳动者，应及时组织健康检查。依据检查结果和现场劳动卫生学调查，确定危害因素，为急救和治疗提供依据，控制职业病危害的继续蔓延和发展。

从事可能产生职业性传染病作业的劳动者，在疫情流行期或近期密切接触传染源者，应及时开展应急健康检查，随时监测疫情动态。

● 职业禁忌要注意

职业禁忌，简单地说是指劳动者在工作时比一般人更容易患职业病或可能导致自身原有疾病病情加重，由于自身的生理或病理状况可能会对他人生命健康构成危险。

具有下列条件之一者，即可判定为职业禁忌证：

（1）有些疾病、特殊病理或生理状态导致接触特定职业病危害因素时更易吸收（从而增加了内剂量）或对特定职业病危害因素易感，较易发生该种职业病危害因素所致职业病；

（2）某些疾病、特殊病理或生理状态下接触特定职业病危害因素能使劳动者原有疾病病情加重；

（3）某些疾病、特殊病理或生理状态下接触特定职业病危害因素后能诱发潜在疾病的发生；

（4）某些疾病、特殊病理或生理状态下接触特定职业病危害因素会影响子代健康；

（5）某些疾病、特殊病理或生理状态下进入特殊作业岗位会对他人生命健康构成危险；

（6）依据毒物性质和职业病危害因素分类情况，结合以上判定条件进行职业禁忌证的判定。

粉尘作业的职业禁忌有活动性肺结核病、慢性阻塞性肺病、慢性间质性肺病、伴肺功能损害的疾病等，患有以上疾病的人不宜从事接触粉尘的作业。

第五节 留存员工档案，加强健康管理

案例：2019年5月21日，某市卫健委执法人员对存在职业病危害因素的A公司进行监督检查发现，该公司现场不能提供其职业健康体检报告和职业健康监护档案。执法人员继续调查，调取了作业场所职业卫生检测报告、劳动者的劳动合同、职业健康监护档案，并对相关劳动者及管理人员进行了询问，最终认定该公司未按照规定建立职业健康监护档案，给予当事人该行为警告，并处罚款人民币70000元的行政处罚。

职业健康监护档案是诊断职业病的重要依据，也是分析防治职业病的措施是否科学合理的原始资料。所以，通过职工的职业健康监护档案可以客观地评价企业防治职业病的效果。对于用人单位，应当遵守法律规定，重视职业健康监护工作，切实为劳动者安排职业健康体检，建立职业健康监护档案，将职业健康检查结果及职业健康检查机构的建议如实告知劳动者，并按规定妥善保存。

（1）职业健康监护档案主要包括下列内容

1）劳动者姓名、性别、年龄、籍贯、婚姻、文化程度、嗜好等情况。

2）劳动者职业史、既往病史和职业病危害接触史。

3）相应工作场所职业病危害因素检测结果。

4）历次职业健康检查结果及处理情况。

5）职业病诊疗资料。

6）需要存入职业健康监护档案的其他有关资料。

（2）用人单位职业健康监护档案管理

1）职业健康监护委托书。

2）职业健康检查结果报告和评价报告。

3）职业病报告卡。

4）对职业病患者、患有职业禁忌证者和已出现职业健康损害从业人员的处理和安置记录。

5）卫生行政部门要求的其他资料。

劳动者有权了解自己的健康资料，并有权得到资料的复印件。劳动者离开用人单位时，有权索取本人职业健康监护档案复印件，用人单位应当如实、无偿提供，并在所提供的复印件上签章。

第六节 用人单位的主体责任

在进行职业病防治时，用人单位除应定期组织职工体检及留存档案外，还肩负以下主体责任。

（1）应当保障职业病防治所需要的资金投入，保证工作场所职业危害因素强度和浓度符合国家职业卫生标准。

（2）新建、改建、扩建的工程建设项目和技术改造、技术引进项目可能产生职业病危害的，建设单位在可行性论证阶段应当进行职业病危害预评价。

（3）对工作场所采取以下职业卫生管理措施

1）应当在醒目位置设置公告栏，公布有关职业病防治的规章制度、操作规程、职业病危害事故应急救援措施和工作场所职业病危害因素检测结果。对产生严重职业病危害的作业岗位，应当在其醒目位置，设置警示标识和中文警示说明。

2）应当为劳动者提供符合国家职业卫生标准的职业病防护用品，并督促、指导劳动者按照使用规则正确佩戴、使用。

3）应当实施由专人负责的日常监测，确保监测系统处于正常工作状态，定期对工作场所进行职业病危害因素检测、评价。检测、评价结果存档，向所在地卫生行政部门报告并向劳动者公布。

（4）新用人单位工作场所存在职业病目录中所列职业病的危害因素的，应当及时、如实向所在地卫生行政部门申报职业病危害项目。

（5）主要负责人和职业健康管理人员应当接受职业健康培训，对劳动者进行上岗前和在岗期间的定期职业卫生培训。要充分利用广播、网站、微信、现场授课等方式，积极宣传党中央、国务院关于决定防治工作的重大决策部署，为尘肺病防治营造良好的工作氛围。

测一测：

用人单位尘肺病防治管理情况

	有以下项目的请在方格里画“√”
	职业病危害防治领导机构
	职业病危害防治管理机构
	职业病危害防治专职管理人员
	尘肺病防治年度计划和实施方案
	职业病危害防治责任制度
	职业病危害防治告知制度
	职业病危害防治宣传教育培训制度
	职业病危害防治设施管理制度
	从业人员防护用品配备发放和使用管理制度
	职业病危害日常监测管理制度
	职业健康监护管理制度
	职业病危害申报制度
	职业病诊断鉴定及治疗康复制度
	职业病危害防治经费保障及使用管理制度
	职业卫生档案与职业健康监护档案管理制度
	产粉尘岗位职业卫生操作规程
	主要负责人接受过职业病危害防治知识培训
	管理人员接受过职业病危害防治知识培训
	从业人员进行过上岗前的职业病危害防治知识培训
	从业人员进行过在岗期间的职业病危害防治知识培训
	进行过职业病危害申报

“√”越多，说明尘肺病防治管理情况越好。

第五章

尘肺病患者的诊断与治疗

第一节 怀疑自己得了尘肺病怎么办

劳动者如果怀疑自己得了职业性尘肺病，可以到用人单位所在地、本人户籍所在地或者经常居住地的依法承担职业病诊断的医疗卫生机构进行尘肺病诊断，诊断程序可以按照以下步骤进行。

一、申请

劳动者应向职业病诊断医疗卫生机构提出申请，填写《职业病诊断就诊登记表》，并且需要提交以下职业病诊断材料：

（1）职业史和职业病危害接触史（包括在岗时间、工种、岗位、接触的职业病危害因素名称等）；

（2）劳动者职业健康检查结果；

（3）工作场所职业病危害因素检测结果；

（4）职业性放射性疾病诊断还需要个人剂量检测档案等资料；

（5）与诊断有关的其他资料。

二、受理

职业病诊断机构进行职业病诊断时，应当通知用人单位按照诊断机构的要求为申请职业病诊断的劳动者提供有关诊断资料，也可以依法提请卫生部门督促用人单位提供或进行取证调查。对当事人所提供资料审核符合要求的，予以受理。不符合要求的应当通知当事人予以补正。

三、诊断

承担职业病诊断的医疗卫生机构不得拒绝劳动者进行职业病诊断的要求。没有证据否定职业病危害因素与患者临床表现之间的必然联系的，应当诊断为职业病。职业病诊断证明书应当由参与诊断的取得职业病诊断资格的执业医师签署，并经承担职业病诊断的医疗卫生机构审核盖章。

四、尘肺病的诊断原则

尘肺病的诊断原则一般分为以下几点：

（1）可靠的生产性粉尘接触史；

（2）在正规的职业病防治机构做技术质量合格的X射线高千伏胸片或数字X射线摄影（DR）后前位高千伏胸片；

（3）提供现场职业卫生学、尘肺流行病学调查资料和健康监护资料；

（4）结合临床表现和实验室检查，排除其他肺部类似疾病。

第二节　对诊断结果有争议，可申请鉴定

根据《职业病防治法》第52条规定，当事人对职业病诊断有异议的，可以在接到职业病诊断证明书之日起三十日内，向做出诊断的医疗卫生机构所在地地方人民政府卫生行政部门申请鉴定。当事人申请职业病诊断鉴定时，应当提供以下材料：

（1）职业病诊断鉴定申请书，包括对职业病诊断有争议的书面陈述、申辩；

（2）职业病诊断证明书；

（3）卫生行政部门要求提供的其他有关资料。

职业病诊断争议由设区的市级以上地方人民政府卫生行政部门根据当事人的申请，组织职业病诊断鉴定委员会进行鉴定。

当事人对设区的市级职业病诊断鉴定委员会的鉴定结论不服的，可以在接到鉴定书之日起十五日内向省、自治区、直辖市人民政府卫生行政部门申请再鉴定。

职业病诊断、鉴定费用由用人单位承担。

第三节　疑似病例的处理

劳动者接触职业性危害因素后，有毒有害物质对人体有一个致病作用的时间和病理改变过程，有些作用快，损害后果显现或者临床表现早；有些作用慢，潜伏时间长，有的甚至很长时间才显现临床症状。因此对职业病的诊断，有的可能很快被确诊，有的却需要一段医学观察过程，有的甚至需要长时间的追踪观察。因此，就会出现可疑职业病患者。

一、劳动者有下列情况之一的，可视为可疑职业病患者

（1）所患疾病或健康损害表现与其所接触的职业病危害因素的关系不能排除的。

（2）在同一工作环境中，同时或短期内发生两例或两例以上，健康损害表现相同或相似病例，病因不明确，不能以常见病、传染病、地方病等群体性疾病解释的。

（3）同一工作环境中已发现职业病患者，其他劳动者出现相似健康损害表现的。

（4）已出现职业病危害因素造成的健康损害表现，但未达到职业病诊断规定的诊断条件，而健康损害还可能继续发展的，如职

业病诊断标准中规定的观察对象。

二、从事职业病诊断的医疗卫生机构在发现疑似职业病患者时，为明确诊断，应采取以下措施

（1）进一步明确职业接触史，从中获得可能与发病有关的职业接触史线索。

（2）进行工作场所职业病流行病学调查，分析患者临床表现与工作环境的关系。

（3）住院观察，从体检中取得线索，在诊断不明情况下，做全身详细检查，从中发现线索；从实验室检查取得线索，进一步获取相关数据。

（4）为明确诊断而获取上述进一步的相关数据后，在疾病鉴别诊断的基础上，综合分析判断职业病危害因素与疾病的因果关系，以确定诊断。

医疗卫生机构发现疑似职业病患者时，应当告知劳动者本人并及时通知用人单位。用人单位应当及时安排对疑似职业病患者进行诊断。在疑似职业病患者诊断或者医学观察期间，不得解除或者终止与其订立的劳动合同。

疑似职业病患者在诊断、医学观察期间的费用，由用人单位承担。

第四节　尘肺病患者的安置原则

当确诊为尘肺病患者时，应遵循以下安置原则。

（1）尘肺病诊断一经确诊，不论期别，都应及时调离接触粉尘作业岗位。不能及时调离的，必须报告当地劳动、卫生行政主管部门及工会组织。

（2）劳动能力在正常范围或只有轻度减退者，在调离接触粉尘作业岗位后，可安排在非接触粉尘作业区或劳动条件良好的环境下担任劳动强度不大的工作。

（3）劳动能力显著减退者，可安排在非接尘作业区或条件良好的环境下做些力所能及的工作，并适当地缩短工作时间，或在医务人员指导下进行康复期活动。

（4）劳动能力丧失者，不担负任何工作，可在医务人员指导下进行康复期活动。

第五节 尘肺病康复治疗

一、尘肺病的治疗原则

加强全面的健康管理，积极开展临床综合治疗，包括对症治疗、并发症或合并症治疗和康复治疗，达到减轻患者痛苦，延缓病情进展，提高生活质量和社会参与程度，增加生存收益，延长患者寿命的目的。

二、尘肺病治疗常用的几种方法

1. 生活方式支持疗法

人的健康与个人卫生和生活习惯密切相关。尘肺病患者应加强自我健康管理能力，避免接触生活性粉尘，注意勤洗澡、勤换衣服、不吸烟、节制饮酒或不饮酒、保持良好的精神状态，养成良好、健康的饮食习惯及生活方式。

（1）尘肺病患者饮食应注意什么？

对于营养状况良好的尘肺病患者，饮食要求与一般人群一样，如营养均衡、荤素搭配、能量摄入与实际需要相符，有良好的饮食习惯，食物多样化，不偏食、挑食、暴饮暴食，食物新鲜、干净、少糖、少盐、少油等。

对于病情较重、合并活动性肺结核或反复发生肺部感染的尘肺病患者，长期低氧血症导致消化吸收功能障碍，再加上营养物质摄入不足，合并感染时能量需求增加、分解代谢增强，患者营养不良风险大大增加。很多尘肺病患者体重下降，明显消瘦，严重者甚至发展为重度营养不良。营养不良人群抵抗力下降，原有疾病不易治愈，同时易致各种并发症，应尽快纠正营养不良。这样的患者饮食应注意以下几点。

1）相对高蛋白饮食。禽蛋类和肉类的蛋白质含量较高，氨基酸种类和比例与人体组织蛋白质相近，并有利于消化吸收，是优质蛋白质。消化吸收功能不好的患者也可以直接选择蛋白粉来补充体内蛋白质的需求。

2）日常饮食中蛋白质、脂肪、碳水化合物三者的合理供能比例应为 2 ：3 ：5，而一般饮食中三者供能比为 1.5 ：2.5 ：6。

3）保证其他营养元素的摄取，并保持食物多样化。

4）膳食纤维在调整胃肠道功能上起着重要作用，应注意每天水果、蔬菜类的定量摄入。

（2）尘肺病患者生活中应该注意什么?

1）戒烟（包括二手烟）。烟草燃烧释放多种对人体有害的化学物质，如尼古丁、烟焦油、苯并芘、亚硝胺以及有害金属等，不但大大增加肺癌患病风险，同时破坏支气管黏膜，并减弱肺泡巨噬细胞的功能，使肺和支气管容易发生感染。

2）合理作息，适当运动。建立良好的作息习惯，不熬夜，每天做 10 ~ 30 分钟运动，运动量因人而异，量力而行，可以是散步、慢跑、健身操等。注意运动不宜过量，不应挑战生理极限，过于劳累增加机体负担有弊无利。

3）调整心态，正视疾病。尘肺病是一种慢性肺部疾病，虽不能完全治愈，但通过积极的医学治疗、调整生活方式，大部分患者能够达到缓解病情、延缓进展的效果。

2. 药物疗法

药物治疗包括中医药膳和西医治疗，中医药膳主要是一些化痰止咳、缓解胸闷气短、润肺养肺的药物，如杏仁山药糊、川贝雪梨猪肺汤、冬菇雪耳猪胰汤等；西医治疗主要包括平喘、化痰和止咳的相关药物，平喘药物主要有 β_2 受体激动剂、茶碱类药物、抗胆碱药物；化痰药物主要有蛋白分解酶制剂、多糖纤维分解剂、二硫键裂解剂、新型黏痰溶解剂；镇咳药物主要有可待因、右美沙芬、那可丁等。

3. 其他中医疗法

可通过适当的穴位刺激进行治疗，改善心肺功能，增强体质；或者通过推拿、拔罐、穴位贴敷等方式调理身体，疏通脉络，提升正气，从而提高机体免疫力。

4. 全肺灌洗疗法

尘肺病目前尚没有彻底根治的方法，但却有一种能够有效缓解病情和控制疾病进展的治疗措施，这就是大容量全肺灌洗术。全肺灌洗术是一种外科手术，主要用来治疗尘肺、肺泡蛋白沉着症等疾病。采用该治疗手段，可以直接清除长期滞留于尘肺病患者的细支气管和肺泡腔内的粉尘与已吞噬粉尘、并能分泌多种成纤维细胞生长因子的巨噬细胞，以减轻和延缓肺纤维化的进展，使肺小气道通畅，改善呼吸功能。全肺灌洗术是目前世界上最有效治疗肺泡蛋白沉着症的方法。其具有单次灌洗量大（灌洗量可达 10000ml）、灌洗效率高等优势，主要用来治疗尘肺、肺泡蛋白沉着症等疾病。术中患者没有不适感、安全系数大，不良反应较少，通常只需左右肺单次进行即可完成。由于全肺灌洗术要求操作条件严格，对操作技术要求高，故该方法目前只有少数职业病医院开展。

不适合做大容量全肺灌洗（洗肺）术的人群有哪些?

（1）高龄合并老年病。

（2）合并有活动性肺结核。

（3）胸膜下直径大于 2 厘米的肺大泡。

（4）重度肺功能低下。

（5）严重气管及支气管畸形，致使双腔支气管导管不能就位。

5. 太极运动疗法

太极运动疗法可以改善轻、中度尘肺病患者的血压、心率，对部分心肺功能指标有明显改善；对下肢肌肉力量耐力、躯干柔韧性、静态平衡能力等指标改善效果明显；同时，对尘肺病患者的总体幸福感及对身体的综合知觉、行动能力有显著提升。

6. 其他运动疗法

患者还可以通过提重物练习、步行、慢跑、爬楼梯及斜坡等运动训练使自己逐步适应运动刺激，有效改善运动耐力，从而减轻尘肺病呼吸困难症状，增加活动耐量，改善精神状态。

第六节　尘肺病患者康复效果指标

表 5-1　尘肺病患者康复效果指标

尘肺病患者康复效果	评价指标
好转	1. 自觉症状减轻。 2. 肺功能略有改善。 3. 劳动能力有一定程度的恢复。 4. X 线胸片上无显著变化，或虽有发展，但较缓慢，经过半年至一年的治疗观察后，病变停止发展。
显著好转	1. 自觉症状基本消失。 2. 肺功能明显好转。 3. 劳动能力有很大程度的恢复。 4. X 线胸片停止发展或稍有好转（观察 6~12 个月）。
痊愈	1. 自觉症状完全消失。 2. 肺功能恢复正常。 3. 劳动能力完全恢复。 4.X 线胸片在长期观察中，病变逐渐缩减（以至接近正常）。

注：考核治疗效果时，屡次拍得的胸部 X 线片必须质量好，条件一致，否则难以比较。

第六章

积极学法用法，安全保障大家

第一节　劳动者在工作中享有的权利

一、接受职业健康教育、培训的权利

对于新职工，变更工作岗位或工作内容的职工，用人单位应对其进行上岗前的职业健康知识培训，未经培训的一律不得安排其上岗。职工上岗后用人单位还应当按照有关规定定期组织在岗期间的职业健康培训，普及职业健康知识，督促劳动者遵守职业病防治法律法规、规章和规程，指导职工正确使用相关防护设备及个人防护用品，更好地保护自身安全。

二、了解工作场所产生或者可能产生的职业病危害因素、危害后果和应当采取的职业病防治措施的权利

用人单位与劳动者订立劳动合同（含聘用合同）时，应当将工作过程中可能产生的职业病危害因素、危害后果和应当采取的职业病防护措施和待遇等如实告知劳动者，并在劳动合同中写明，不得隐瞒或者欺骗。

根据职业病防治法的规定，产生职业病危害因素的用人单位，应当在醒目位置设置公告栏，公布有关职业病防治的规章制度、操

作规程、职业病危害事故应急救援措施和工作场所职业病危害因素检测结果。对产生严重职业病危害的作业岗位，应当在其醒目位置，设置警示标识和中文警示说明。

三、对违反职业病防治法律、法规以及危害生命健康的行为提出批评、检举和控告的权利

1. 劳动者有权利和义务向单位主管部门报告以下事项

（1）发现作业场所存在职业病危害事故隐患；

（2）发现作业环境职业病危害因素超标；

（3）发现职业病防护设施损害。

2. 劳动者有权检举和控告用人单位违反职业病防治法律、法规以及危及生命健康的行为

这是职业病防治法赋予劳动者的权利。用人单位若因劳动者依法行使检举、控告权而降低其工资、福利等待遇或者解除、终止与其订立的劳动合同，《职业病防治法》明确规定这种行为是无效的。

四、拒绝违章指挥和强令没有防护措施进行作业的权利

（1）劳动者有权拒绝在没有职业病防护措施下从事职业危害作业；

（2）有权拒绝违章指挥和强令的冒险作业；

（3）用人单位若与劳动者订立劳动合同时，没有将可能产生的职业病危害及其后果等告知劳动者，劳动者有权拒绝从事存在职业病危害的作业，用人单位不得因此解除或者终止与劳动者所订立的劳动合同。

五、获得劳动保护权

劳动者有权要求用人单位提供符合防治职业病要求的职业病防护设施和防治职业病的防护用品，改善工作条件。

六、获得职业健康检查、职业病诊疗、康复等职业病防治服务的权利

七、参与民主管理的权利

劳动者有权参与用人单位职业卫生工作的民主管理，有对职业病防治工作提出意见和建议的权利。

八、因劳动者依法行使正当权利而降低其工资、福利等待遇或者解除、终止与其订立的劳动合同的，劳动者有获得法律救济的权利

第二节 劳动者在工作中须遵守的义务

劳动者不仅享有保障职业健康的权利，还应该认真履行相应的义务。《职业病防治法》规定：劳动者应当学习和掌握相关的职业卫生知识，遵守职业病防治法律法规、规章和操作规程，正确使用、维护职业病防护设备和个人使用的职业病防护用品，发现职业病危害事故隐患应当及时报告。劳动者不履行规定义务的，用人单位应当对其进行教育。

一、劳动者应当学习和掌握相关的职业卫生知识

大量职业危害事故的发生表明，受害者对于职业卫生知识的无知是导致职业危害发生的重要因素。劳动者只有掌握了职业危害预防的基本知识，特别是和自身工作相关的知识才能有效地预防职业病危害的发生。

二、劳动者应当遵守职业病防治法律、法规、规章和操作规程

职业病防治的法律、法规是具有强制性的规范，每个劳动者必

须遵守。规章和操作规程有利于劳动者健康，是防治职业病危害及尘肺病的一系列制度和措施，与劳动者密切相关，如果不认真遵守将会导致不必要的职业病危害发生。

三、劳动者应当正确使用、维护职业病防护设备和个人使用的职业病防护用品

正确使用职业病防护设备是职业病防治的基本手段，个人防护用品则是劳动者避免职业病危害及尘肺病发生的最后一道防线。

四、劳动者发现职业病危害事故隐患应当及时报告

劳动者处于生产活动的一线，便于及时发现各种职业病危害隐患，尘肺病的预防工作要想取得良好的效果，仅仅依靠各级管理人员的监督检查是不够的，必须有劳动者的积极参与和配合，因此劳动者在发现职业病危害隐患时应及时向有关部门报告，使隐患得到及时有效处置，避免危害的发生。

第三节　如何维护尘肺病患者权益

依据我国相关职业病防治法律、法规，取得工伤保险主要有以下 4 个流程。

（1）劳动者在用人单位所在地、本人户籍所在地或经常居住地向依法承担职业病诊断的医疗卫生机构申请职业病诊断。

（2）若劳动者被诊断为尘肺病，其所在单位应自劳动者被诊断为尘肺病之日起30日内，向统筹地区社会保险行政部门提出工伤认定申请。

（3）用人单位、尘肺病职工或其近亲属向设区的市级劳动能力鉴定委员会申请劳动能力鉴定。

（4）按鉴定结论主张工伤保险待遇。

第四节　工伤认定的相关法律知识

一、应当认定为工伤的情形的

1. 在工作时间和工作场所内，因工作原因受到事故伤害的

这里的“工作时间”是指法律规定或者单位要求职工工作的时间。“工作场所”是指职工日常工作所在的场所，以及领导临时指派其所从事工作的场所。“事故伤害”是指职工在工作过程中发生的人身伤害或者急性中毒等事故。

2. 工作时间前后在工作场所内，从事与工作有关的预备性或者收尾性工作受到事故伤害的

所谓“预备性工作”，是指在工作前的一段合理时间内，从事与工作有关的准备工作，诸如运输、备料、准备工具等。所谓“收尾性工作”，是指在工作后的一段合理时间内，从事与工作有关的收尾工作，诸如清理、安全储存、收拾工具和衣物等。

3. 在工作时间和工作场所内，因履行工作职责受到暴力等意外伤害的

“因履行工作职责受到暴力等意外伤害的”，有两层含义：一层是指职工因履行工作职责，使某些人的不合理的或违法的目的没有达到，这些人出于报复对该职工进行的暴力人身伤害；另一层是指在工作时间和工作场所内，职工因履行工作职责受到意外伤害，诸如地震、厂区失火、车间房屋倒塌以及由于单位其他设施不安全而造成的伤害等。

4. 患职业病的

根据《中华人民共和国职业病防治法》（以下简称《职业病防治法》）的规定，职业病是指企业、事业单位和个体经济组织的劳动者在职业活动中，因接触粉尘、放射性物质或其他有毒、有害物质等因素而引起的疾病。目前执行的《职业病目录》包括如下十类：职业性尘肺病及其他呼吸系统疾病、职业性皮肤病、职业性眼病、职业性耳鼻喉口腔疾病、职业性化学中毒、物理因素所致职业病、职业性放射性疾病、职业性传染病、职业性肿瘤、其他职业病总共 132 种。条例中所称的职业病必须是条例覆盖范围内的用人单

位的职工在职业活动中所患的职业病。

5. 因工外出期间，由于工作原因受到伤害或者发生事故下落不明的

这里的“因工外出”是指职工不在本单位的工作范围内，由于工作需要被领导指派到本单位以外工作，或者为了更好地完成工作，自己到本单位以外从事与本职工作有关的工作。这里的“外出”包括两层含义：一是指到本单位以外，但还在本地范围内；二是指不仅离开了本单位，而且到外地去了。“由于工作原因受到伤害”，是指由于工作原因直接或间接造成的伤害，包括事故伤害、暴力伤害和其他形式的伤害。这里的“事故”包括安全事故、意外事故以及自然灾害等各种形式的事故。

6. 职工在合理时间内往返于工作地与配偶、父母、子女居住地的合理路线的上下班途中发生事故的，亦可认定为工伤

此条款将职工在上下班途中受到的机动车和非机动车交通事故伤害都纳入工伤认定范围。此外，也将职工上下班时乘坐城市轨道交通工具、客运轮渡、火车事故伤害的也纳入工伤认定范围。同时，对上下班途中事故的工伤认定作了限定：发生交通事故后，需经交通管理部门作出“非本人主要责任”的认定。

7. 法律、行政法规规定应当认定为工伤的其他情形

这是一条法律上的兜底条款规定，由于工伤事故的复杂性和不确定性不仅需要专门的法律、行政法规的规范性、强制性规定，也

需要其他法律、法规作出相应调整，对于法律、行政法规规定为工伤的其他情形，也应当纳入本条例调整的工伤范畴中。

二、工伤认定申请的时效

职工按照《职业病防治法》规定被诊断、鉴定为职业病，所在单位应当自被诊断、鉴定为职业病之日起 30 日内，向社保行政部门提出工伤认定申请。遇有特殊情况，经报社会保险行政部门同意，申请时限可以适当延长。

用人单位未按前款规定提出工伤认定申请的，工伤职工或者其近亲属、工会组织在被诊断、鉴定为职业病之日起 1 年内，可以直接向用人单位所在地社保行政部门提出工伤认定申请。

三、工伤认定应准备的材料

（1）工伤认定申请表（工伤认定申请表应当包括事故发生的时间、地点、原因以及职工伤害程度等基本情况）。

（2）受伤害职工的身份证复印件。

（3）劳动合同文本复印件或与其用人单位存在劳动关系（包括事实劳动关系）、人事关系的其他有效证明。

（4）医疗机构出具的受伤后诊断证明书或者职业病诊断证明书（或职业病诊断鉴定书）。

四、工伤认定的费用

工伤认定是免费的，不需要缴纳任何费用。

具体认定流程如图 6–1 所示。

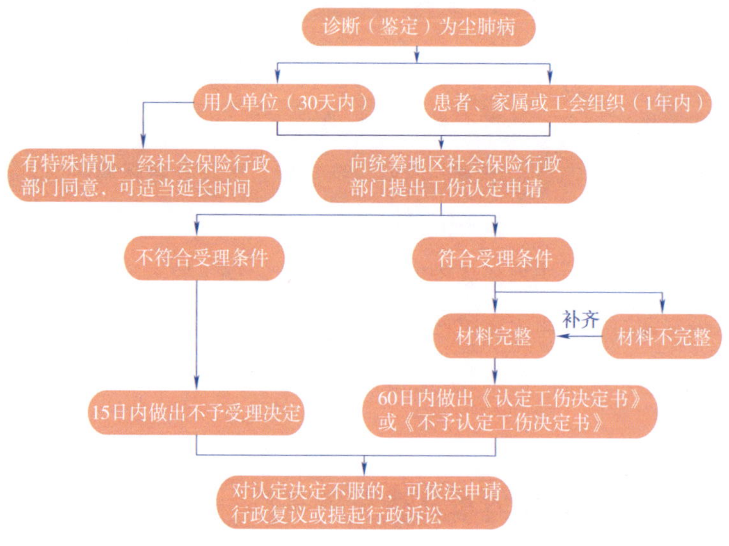

图 6–1　工伤认定流程图

第五节　尘肺病患者的工伤赔偿标准

一、一至四级工伤赔偿标准

根据我国《工伤保险条例》第三十五条规定，被鉴定为一至四级伤残的，保留劳动关系，退出工作岗位（不用上班），可获得一次性伤残补助金、按月支付的伤残津贴、养老保险及基本医疗保险。

（1）一次性伤残补助金（工伤保险基金支付）：一级伤残为27个月的本人工资，二级伤残为25个月的本人工资，三级伤残为23个月的本人工资，四级伤残为21个月的本人工资。

（2）每月伤残津贴（工伤保险基金支付）：一级伤残为本人工资的90%，二级伤残为本人工资的85%，三级伤残为本人工资的80%，四级伤残为本人工资的75%。伤残津贴实际金额低于当地最低工资标准的，由工伤保险基金补足差额。

（3）养老保险：工伤职工达到退休年龄并办理退休手续后，停发伤残津贴，领取养老金。如养老金低于伤残津贴的，由工伤保险基金补足差额；换句话说，养老金不会低于伤残津贴。

（4）医疗保险：由用人单位和职工个人以伤残津贴为基数，缴纳基本医疗保险费。

二、五级、六级工伤赔偿标准

根据我国《工伤保险条例》第三十六条规定，被鉴定为五级、六级伤残的，享受以下待遇。

（1）一次性伤残补助金（工伤保险基金支付）：五级伤残为18个月的本人工资，六级伤残为16个月的本人工资。

（2）工资、伤残津贴、一次性工伤医疗补助金＋一次性伤残就业补助金（劳动者可以从这三种赔偿中选一种）。

1）每月工资

保留劳动关系，由用人单位安排适当工作，并发放每月工资

（劳动者要上班）。

2）每月伤残津贴

保留劳动关系，但难以安排工作的，由用人单位按月发给伤残津贴，标准为：五级伤残为本人工资的 70%，六级伤残为本人工资的 60%，并缴纳社保。伤残津贴实际金额低于当地最低工资标准的，由用人单位补足差额（劳动者不用上班）。

3）一次性工伤医疗补助金 + 一次性伤残就业补助金

经工伤职工本人提出，与用人单位解除或者终止劳动关系，由工伤保险基金支付一次性工伤医疗补助金，由用人单位支付一次性伤残就业补助金。一次性工伤医疗补助金和一次性伤残就业补助金的具体标准由地方政府规定。

三、七级工伤赔偿标准

根据我国《工伤保险条例》第三十六条规定，被鉴定为七级伤残的，可获得如下待遇。

（1）一次性伤残补助金（工伤保险基金支付）：13 个月的本人工资。

（2）一次性工伤医疗补助金 + 一次性伤残就业补助金：劳动关系自合同期满终止，或职工本人提出解除劳动关系，由工伤保险基金支付一次性工伤医疗补助金，由用人单位支付一次性伤残就业补助金。一次性工伤医疗补助金和一次性伤残就业补助金的具体标准由地方政府规定。

四、案例回顾

案例：申请人林某于2008年3月入职佛山市三水区某有限公司（被申请人），从事抛光工作，双方签订书面劳动合同，最后一次的劳动合同期限从2011年3月10日起至2012年3月9日止。被申请人为申请人参加了社会工伤保险，参保标准为1854元/月。2011年11月9日，申请人经广东省职业病防治院诊断为：矽肺Ⅱ期。2011年12月9日，佛山市三水区人力资源和社会保障局认定申请人于2011年11月9日被诊断所患矽肺Ⅱ期为工伤。2012年5月28日，佛山市劳动能力鉴定委员会鉴定申请人伤残等级为四级，护理等级不入级。2012年8月2日，佛山市劳动能力鉴定委员会确定申请人的工伤停工留薪期为1个月。申请人2011年9月21日至2011年10月13日在广东省职业病防治院住院治疗，被申请人按1100元/月的标准支付了申请人2011年10月份至2012年3月份的工资，但每月扣除了申请人清洁费5元。2012年6月5日，申请人以对工作不适应为由，书面向被申请人提出辞职，被申请人当天批准了申请人的辞职。因工伤待遇、解除劳动合同经济补偿金等争议，申请人于2012年7月20日向本委申请劳动争议仲裁。

申请人向佛山市三水区劳动争议仲裁委员会提出申请仲裁，要求被告某有限公司支付住院伙食费、交通费、住院护理费、停工留薪期工资、解除合同经济补偿金、一次性工伤医疗补助金、一次性伤残补助金、伤残津贴、后续治疗费、残疾赔偿金、被抚养人生活费、精神抚慰金160多万元。此案经过了仲裁、一审、二审。林某在社保领取的工伤保险待遇如下：

1. 一次性伤残补助金：38934 元；

2. 伤残津贴：1390 元/月（2013 年 2 月起每月到社保基金领取）

【仲裁裁决】

（1）住院伙食费：770 元（35 元/天 ×22 天）；

（2）一次性工伤医疗补助金差额：9732 元（2665－1854 元/月）×12 个月；

（3）一次性伤残补助金差额：17031 元（2665－1854 元/月）×21 个月；

（4）伤残津贴差额：72990 元（608.25 元/月 ×12 个月 ×10 年）；

（5）驳回其他仲裁请求。

【一审判决】

（1）住院伙食费：770 元（35 元/天 ×22 天）；

（2）一次性工伤医疗补助金差额：6792 元（2420－1854 元/月）×12 个月；

（3）一次性伤残补助金差额：11886 元（2420－1854 元/月）×21 个月；

（4）伤残津贴差额：50940 元（424.5 元/月 ×12 个月 ×10 年）；

（5）驳回其他诉讼请求。

【二审判决】

（1）维持一审判决第（1）、（2）、（3）、（4）项；

（2）精神损害赔偿金 70000 元。

【解析】

尘肺病一般分为Ⅰ、Ⅱ、Ⅲ期，Ⅰ期工伤评残七级左右，Ⅱ期工伤评残四级左右，Ⅲ期工伤评残二级左右，赔偿标准与工伤保险待遇赔偿一致。

第六节　尘肺病患者救助行动

为了做好尘肺病患者的保障工作，国家有关部门开展了尘肺病患者救助行动。

一、加强尘肺病监测、筛查和随访

在现有重点职业病监测方案基础上，增加目标疾病病种，将《职业病分类和目录》中的十三种尘肺病全部纳入重点职业病监测内容；加强尘肺病主动监测，开展呼吸类疾病就诊患者尘肺病筛查试点；对所有诊断为尘肺病的患者建立档案，实现一人一档。对已报告尘肺病患者进行随访和回顾性调查，掌握其健康状况。通过职业病信息管理系统逐级上报相关信息，汇总至中国疾病预防控制中心，同时各级卫生健康行政部门统计汇总后报送本级人民政府。

二、对诊断为尘肺病的患者实施分类救治救助

（1）对于已经诊断为职业性尘肺病且已参加工伤保险的患者，严格按照现有政策规定落实各项保障措施。

（2）对于已经诊断为职业性尘肺病、未参加工伤保险，但相关用人单位仍存在的患者，由用人单位按照国家有关规定承担其医疗和生活保障费用。依法开展法律援助，为诊断为职业性尘肺病的患者提供优质便捷的法律服务。

（3）对于已经诊断为职业性尘肺病，但没有参加工伤保险且相关用人单位已不存在等特殊情况，以及因缺少职业病诊断所需资料、仅诊断为尘肺病的患者，将符合条件的纳入救助范围，统筹基本医保、大病保险、医疗救助三项制度，做好资助参保工作，实施综合医疗保障，梯次减轻患者负担；对基本生活有困难的，全面落实生活帮扶措施。医疗保障部门、人力资源和社会保障部门要按照程序将符合条件的尘肺病治疗药品和治疗技术纳入基本医疗保险和工伤保险的支付范围。

三、实施尘肺病重点行业工伤保险扩面专项行动

定期了解粉尘危害基础数据库信息更新情况，及时将相关用人单位劳动者纳入工伤保险统筹范围。